陈慎吾金匮要略讲义

（第2版）

陈慎吾　著
陈　生　整理

中国中医药出版社
·北京·

图书在版编目（CIP）数据

陈慎吾金匮要略讲义 / 陈慎吾著；陈生整理 .—2 版 .—北京：中国中医药出版社，2019.7
（中医师承学堂）
ISBN 978 – 7 – 5132 – 5555 – 4

Ⅰ . ①陈…　Ⅱ . ①陈…　②陈…　Ⅲ . ①《金匮要略方论》—研究
Ⅳ . ① R222.39

中国版本图书馆 CIP 数据核字（2019）第 075215 号

中国中医药出版社出版
北京经济技术开发区科创十三街 31 号院二区 8 号楼
邮政编码　100176
传真　010-64405750
河北新华第二印刷有限责任公司印刷
各地新华书店经销

开本 710×1000　1/16　印张 19.5　字数 273 千字
2019 年 7 月第 2 版　2019 年 7 月第 1 次印刷
书号　ISBN 978 – 7 – 5132 – 5555 – 4

定价　78.00 元
网址　www.cptcm.com

社 长 热 线　010-64405720
购 书 热 线　010-89535836
维 权 打 假　010-64405753

微信服务号　zgzyycbs
微商城网址　https://kdt.im/LIdUGr
官 方 微 博　http://e.weibo.com/cptcm
天猫旗舰店网址　https://zgzyycbs.tmall.com

如有印装质量问题请与本社出版部联系（010-64405510）

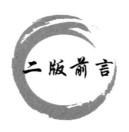

二版前言

作为本书的策划编辑，希望带领读者从"燕京医学"（北京中医学术流派）的角度，解读一下陈慎吾先生学术思想的独特地位：

作为北京中医学术流派的燕京医学，包括"宫廷御医学派"（赵文魁、袁鹤侪、韩一斋、瞿文楼等），"北京四大名医"（孔伯华、肖龙友、施今墨、汪逢春），"师承教育学派（胡希恕、赵炳南等），"学院传承流派"（陈慎吾、刘渡舟等）。

燕京医学立足京城，放眼全国，兼容并包，有容乃大。燕京医学不仅仅是首都北京的中医学派，也是全国各地中医学派的集粹。具体到学术上，燕京医学以四大经典为基石，尤其重视"伤寒温病融会贯通"。

陈慎吾先生作为"学院传承派"的突出代表，核心学术思想是"保胃气、存津液"，他在北京中医学院（北京中医药大学）担任伤寒教研室主任期间，留下多部深受读者欢迎的专著。

应广大读者的要求，并根据部分读者反馈，我们对《陈慎吾金匮要略讲义》一版的个别失误之处进行了修改。特别致谢的是，一版整理者陈慎吾先生之子陈大启教授已经仙逝，我们邀请陈慎吾嫡孙、北京鼓楼中医院主任医师陈生教授对本书进行了悉心审读和修订。

策划编辑　刘观涛

2019 年 6 月 18 日

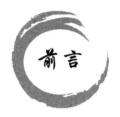

前言

　　《金匮要略》《伤寒论》均为东汉张仲景先生的经典著作。这两部分，原名《伤寒杂病论》，西晋·王叔和先行归纳整理，宋·林亿等进行诠次，明·吴勉学、徐镕做过校阅整理。在长期多次的整理归纳过程中，整理编次《伤寒论》者约140多家，而研究整理《金匮要略》者，只占前者的四分之一或五分之一。先父一贯主张："《金匮要略》与《伤寒论》为一部书，《伤寒论》是在各个阶段中有多种疾病，《金匮要略》是在各种疾病中分各个阶段，一纵一横，合而熟读，自有左右逢源之妙。"本书与2008年由中国中医药出版社出版的《陈慎吾伤寒论讲义》体例相同、内容呼应。两相对照，方能全面反映先父对仲景著作的独到认识。然因经年脱漏，或原稿个别之处字迹模糊，现不揣浅陋，勉为补全。若有不妥之处，还望广大读者提出宝贵意见，以便再版时予以修正。

陈大启

2010年10月

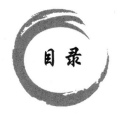

目录

中风历节病脉证治第五 / 66

脏腑经络先后病脉证第一

1. 预防疾病传变

【原文】

问曰："上工治未病，何也？"师曰："夫治未病者，见肝之病，知肝传脾，当先实脾。四季脾旺不受邪，即勿补之。中工不晓相传，见肝之病，不解实脾，唯治肝也。夫肝之病，补用酸，助用焦苦，益用甘味之药调之。酸入肝，焦苦入心，甘入脾。脾能伤肾，肾气微弱，则水不行；水不行，则心火气盛，则伤肺；肺被伤，则金气不行；金气不行，则肝气盛。故实脾，则肝自愈。此治肝补脾之要妙也。肝虚则用此法，实则不在用之。经曰：虚虚实实，补不足，损有余，是其义也。余脏准此。"

【讲义】

"未病"，指未病的脏腑。"上工治未病"，是预防疾病的传变，不是治未病的人。以下举肝脏病示例说明。

本节计分三段：第一段自"师曰：夫治未病者"至"唯治肝也"，言肝邪实的治法；第二段自"夫肝之病"至"益用甘味之药调之"，言肝虚的治法；第三段自"肝虚则用此法"至"余脏准此"，为总结上两段一虚一实治法，不可误用。其第二、第三两段之间，自"酸入肝"至"此治肝补脾之要妙也"，共58字，系注文误入，但亦能说明五脏的相互关系，非谓补脾伤肾、纵火刑金、治一伤二之义，义在制肾制肺，是心肝气盛，则五脏平和，诸病不作矣！所谓治肝补脾之要，在于脾强则不受肝邪的侵袭，此指肝有实邪，应预防传变，若肝脏虚，则直补肝脏，以防外邪可也。

本节以设问体说明虚实之辨，虚者泻之为虚虚，实者补之为实实，此误也。其不足者补之，有余者损之，是为要义。

【习题】

1. 上工治未病作何解释？

2. 略述虚虚实实之义。

2. 病因之总括

【原文】

夫人禀五常，因风气而生长，风气虽能生万物，亦能害万物，如水能浮舟，亦能覆舟。若五脏元真通畅，人即安和，客气邪风，中人多死。千般疢难，不越三条：一者，经络受邪，入脏腑，为内所因也；二者，四肢九窍，血脉相传，壅塞不通，为外皮肤所中也；三者，房室、金刃、虫兽所伤，以此详之，病由都尽。若人能养慎，不令邪风干忤经络；适中经络，未流传脏腑，即医治之；四肢才觉重滞，即导引、吐纳、针灸、膏摩，勿令九窍闭塞；更能无犯王法、禽兽灾伤；房室勿令竭乏，服食节其冷热苦酸辛甘，不遗形体有衰，病则无由入其腠理。腠者，是三焦通会元真之处，为血气所注；理者，是皮肤脏腑之文理也。

【讲义】

本节述疾病的预防和病因，为全书的总纲。五常即五行。风气为气候之变化。四时六气，万物赖之以生，唯适者，则生发长养；不适者，则疾病死亡。故以水能浮舟，亦能覆舟为喻。人体适应气候之变化，赖机能之调节，此种机能即为正气，亦即元真。若身体各系统机能旺盛，即是五脏元真通畅，虽有邪风，亦能安然调和而无病。设气候变化反常过剧，调节机能不及应付，则以客气邪风为诱因，身体随之起急剧之变化，因成疾病，甚者致死。

夫致病之原因，不出三种因素：第一，经络受邪入脏腑，即大邪中表，如感受风寒传经入里，则为内因；第二,六淫所感，外中皮肤，使四肢九窍血脉之循行发生障碍，则属外因；第三，性欲不节、金刃虫兽所伤，属不内外因。由此引申疾病发生的原因，殆尽能包括。以下是论预防和治疗。若人能养其正气，增加抵抗力，慎防邪侵而减少疾病的诱因，即能无病。设不幸被邪风所侵，应乘其侵之未深，勿令九窍闭塞，及早治之。或用自摩自捏之导引法，以除劳去烦；或用道家吐故纳新之修身法，以升清去浊；或施以针灸膏摩之治法；更能勿犯国法，防鸟兽之灾、房室之害。凡精神气血勿使竭乏，则正不衰。服食冷热，节其太过，则邪不盛。此养慎之道，预防之法也。总之不使形体有衰，则疾病无由入其腠理。腠者以次，自注文字。腠理者，肌肉之纹及纹间空隙也。三焦者，《内经》谓：三焦者，决渎之官，水道出焉。若肌腠纹理之间，有气血灌溉，正气充实，形体不衰，病无由入。《内经》云：虚邪不能独伤人，必应身形之虚而后客之者是也。

【附注】

注家有谓，"腠者"以次 27 字为后人注文。人禀五常，指天地间之常气。"寒、暑、燥、湿、火"气，必随风气动荡而发，发而温和者，能育万物；肃杀者，亦能害万物。要在人之正气不虚，则不受邪为病矣。

陈无择《三因方》以六淫邪气所独为外因，五脏情志所感为内因，饮食、房室、跌仆、金刃所伤为不内外因。盖本节所论以客气邪风为主，以皮肤、脏腑为内外因，虽但言外感而内伤亦隐括，推其中矣。

【习题】

1. 试论"五脏元真通畅，人即安和"。

2. 疾病之原因有几？

3. 疾病如何预防？

3. 四诊之望法

【原文】

问曰：病人有气色见于面部，愿闻其说。师曰：鼻头色青，腹中痛，苦冷者死；鼻头色微黑者，有水气；色黄者，胸上有寒；色白者，亡血也。设微赤，非时者，死；其目正圆者，痉，不治。又色青为痛，色黑为劳，色赤为风，色黄者便难，色鲜明者有留饮。

【讲义】

医家诊法有四，为望、闻、问、切。色有五，为青、赤、黄、白、黑。五色各有明暗，别之曰气。《内经》云：精明五色者，气之华也。故面部之气色，能决疾病之缓急轻重。今以望鼻为例，鼻属脾之部，脾统肠胃而言。青属肝之色，盖脾胃属土，以肝属木，鼻头色青，为木克土。若更腹部痛而至苦冷，是阴寒盛而致亡阳，寒水助邪，生机已绝，故主死也。肾本水，黑为肾之色，为水病之征。鼻头色微黑，为水犯土，即肠胃蓄水证也。黄是脾之本色，脾病不能渗湿，则胸上有寒饮。色白为亡血，盖亡血者不华于面也。设微赤而非火令、季节，则为虚阳上泛。亡血者复虚阳上泛，是病血兼病气，故主死也。目正圆主阴液绝，痉主风气阳强，亡血是阴绝，复风病阳强，正衰邪盛，故曰不治。色青为痛，瘀血不通也。色黑为劳，劳则伤肾，肾伤则黑色见。色赤为风者，风为阳邪也。色黄便难者，脾不健运也。色鲜明者，有留饮。经云：水病人目下有卧蚕，面目鲜泽是也。

【习题】

1. 何谓四诊？

2. 气色作何解释？

4. 四诊之闻法

【原文】

师曰：病人语声寂然，喜惊呼者，骨节间病；语声喑喑然不彻者，心膈间病；语声啾啾然，细而长者，头中病。

【讲义】

语声寂然，谓静默，属阴。《内经》云：肝在志为惊，在声为呼。喜惊呼属病在厥阴肝脏，肝主筋。骨节之间，筋之位也。语声喑喑然不彻者，心膈间火气壅塞不转，声如从室中言，几不能闻，中湿者恒见之，故知病在心膈间也。语声啾啾然细而长者，头中病。谓头中有病，恐音高，震动则痛，故抑之使细。胸膈无病，气息自能引长。啾啾，细长之形容词也。

	肾	肺	脾	肝	心
志	恐	忧	思	怒	喜
声	呻	哭	歌	呼	笑
色	黑	白	黄	青	赤
体	骨	皮	肉	筋	脉
窍	耳	鼻	口	目	舌
味	咸	辛	甘	酸	苦

	肾	肺	脾	肝	心
液	唾	涕	涎	泪	汗
恶	燥	寒	湿	风	热
欲	坚	收	缓	散	软
食	咸	辛	甘	酸	苦
在天	寒	燥	湿	风	热
在地	水	金	土	木	火
合	膀胱	大肠	胃	胆	小肠
	作强之官	相傅之官	仓廪之官	将军之官	君主之官
	技巧出焉	制节出焉	五味出焉	谋虑出焉	神明出焉

【附注】

肝病在志为惊，在声为呼，仍系神经系统惊狂一类之病。骨节间，言其内筋之部也。心膈间病，少阳属之。胸间淋巴渗出多而吸收少，郁而为湿，气壅作满。

【习题】

语声寂然、喑喑然、啾啾然各作何解释？

5. 呼吸之病理

【原文】

师曰：息摇肩者，心中坚；息引胸中上气者，咳；息张口短气者，肺痿唾沫。

【讲义】

呼吸气息，示疾病之部位及虚实。一呼一吸谓之息。呼吸时抬肩而动，属心中坚，示病在胸腔。胸部痞结，阻碍气之升降，故息而肩摇，以图增大胸腔之容积。息引胸中上气者，咳。呼吸时，引胸中之气上逆而作咳，示病在气管。气管内有物刺激作痒，正气欲祛除作痒之物，上冲而咳。息张口者，欲多吸氧气，多排碳气，故张口以代偿之。短气者，润肺之津，贮为黏沫，虽张口而肺叶失其弹力，气体交换，仍不增多，伸缩不能自如，涎沫堆积，不能排除，故觉短气。且肺因唾沫多而愈痿，沫因肺痿，而变化愈多，以致肺痿唾沫，乃正虚邪实，其病在肺者也。

【附注】

呼吸系统中，鼻、喉、气管、支气管、小细支气管共营呼吸作用，尚有肋骨、肋间肌、横膈膜腹肌等以辅助之。

肺之呼吸，本身并不能自营，属于被动。吸气时各部共营扩张工作，使胸压低于外界气压，则气入；呼气时各部复共营紧缩工作，使胸压高于外界气压，则气出。若各部因故机能减退，不能使胸腔缩张自如，即为心中坚。心中坚时，则两肩为救济而起代偿作用，故息必肩摇，知其病在胸，名为心中坚。实则各部分之机能减退，有以致之。

【习题】

1. 咳是何病理？

2. 肺营呼吸是否主动？兼述呼吸的生理。

6. 吸气的病理

【原文】

师曰：吸而微数，其病在中焦，实也，当下之即愈，虚者不治。在上焦者，其吸促，在下焦者，其吸远，此皆难治。呼吸动摇振振者，不治。

【讲义】

吸专指入气而言。中焦实，气入者不得下行，所入者少。气入者少，则多吸以求代偿，此属中焦之实证者。气通则愈，故曰当下之。若不因实而因机能衰弱，属元气虚者，既不胜攻下，又不能自和，故属不治。以下承虚者立论，中焦邪实正虚者不治，即上焦、下焦亦复如是。上焦邪实正虚，胸腔不能扩张，则入气更少，必吸气急促以求代偿。下焦邪实正虚，虽不碍吸入，而吸入之气，无能力自还，少气不继，攻补两难，皆难治之证。若呼吸时周身筋脉动摇振振，是阳脱气散之象，虚弱达于极点，故属不治之证。

【附注】

依呼吸而判吉凶，可为临床之助。医者于施汗吐下法时，必先审脉察气，不可忽视也。

【习题】

实在中焦，何以吸气微数？

7. 脉与时色之关系

【原文】

师曰：寸口脉动者，因其王时而动，假令肝王色青，四时各随其色。肝色青而反色白，非其时色脉，皆当病。

【征引】

寸口者，统言左右三部脉也。脉动，法于春弦、夏钩、秋毛、冬石，强为太过，弱为不足。因其王时而动，但四时皆以胃气为本，又五脏之色，在王时见者，春青、夏赤、长夏黄、秋白、冬黑。假令肝旺于春，随其时，色当青，脉当弦，此不病之色脉也。若色反白，此非其时，乃病之色脉也，四时准此。徐彬：鼓而有力为动。

【附注】

四时之脉色，五脏于四时，乃古人经验有得之言。

8. 时令与气候

【原文】

问曰：有未至而至，有至而不至，有至而不去，有至而太过，何谓也？师曰：冬至之后，甲子夜半少阳起，少阳之时，阳始生，天得温和。以未得甲子，天因温和，此为未至而至也；以得甲子而天未温和，此为至而不至也；以得甲子而天大寒不解，此为至而不去也；以得甲子而天温如盛夏五六月时，此为至而太过也。

【讲义】

前之至谓时令至，后之至谓气候至，盖时有常数，气有变迁。以冬至后之甲子为例，每遇甲子，距前一甲子，为六十日。六气运行，以六十日为一交替，一岁六气运行一周。气之运行，多有变迁，未至而至者，谓其速也；至而不至者，谓其迟也；至而不去者，谓不及也；至而太过者，谓太过也。总之，六气之太过不及，影响吾人疾病或死亡，故节气与疾病变化关系至大也。

【附注】

冬至之后甲子，谓冬至后六十日也。盖古造历，以十一月甲子朔夜半冬至为历元，则冬至后六十，当后得甲子，而气盈朔虚。每岁递迁，以此推之，于是至日不必皆值甲子，故以冬至后六十日为当。此时正当雨水，天气温和之始也。少阳起者，阳方起而出地，阳始生者，阳始盛而生万物也。

【习题】

未至而至，至而不至，至而不去，至而太过，作何解释？

9. 以浮脉之前后定邪入之深浅

【原文】

师曰：病人脉浮者在前，其病在表；浮者在后，其病在里。腰痛背强不能行，必短气而极也。

【讲义】

此以关脉之前后分表里，而辨外感、内伤也。前者关前寸脉也，寸属阳主表，寸浮为邪在表，即风中于前之外感也。后者关后尺脉也，尺属阴主里，尺浮为病在里，即内伤精血之病也。两尺主肾，其脉贯脊，尺浮是精血虚而受邪，阴虚阳亢，故腰痛背强。痹着不能行，精虚不能摄气归元，气反上逆，故短气而极也。

【附注】

《难经·十四难》：前大后小，即头痛目眩；前小后大，即胸满短气。与本节义甚相合，极疲也。

【习题】

1. 脉浮者在前，何以主病在表？

2. 脉浮者在后，何以主病在里？

10. 厥阳证

【原文】

问曰：经云厥阳独行，何谓也？师曰：此为有阳无阴，故称厥阳。

【讲义】

厥者，卒然倒地，气逆如死，气复返则生，不返则死。《素问·厥论》：以厥而手足寒者为寒厥，厥而手足热者为热厥。本节谓有阳无阴，如大失血后而卒然昏厥者，此时血液贫乏，阳失阴则越，此之谓厥阳独行欤。唯此说《内经》《难经》皆无所考，阙疑以待。

【附注】

程应旄：厥阳，即阳厥也。以其人秋冬夺于所用，有阳无阴。《内经》：肾气日衰，阳气独胜，故手足为之热，此厥阳独行之义也。

【习题】

何谓"寒厥""热厥"？

11. 卒厥主气血内邪足

【原文】

问曰：寸脉沉大而滑，沉则为实，滑则为气，实气相搏，血气入脏即死，入腑即愈，此为卒厥，何谓也？师曰：唇口青，身冷，为入脏即死；如身和，汗自出，为入腑，即愈。

【讲义】

厥是气逆。血之行，赖于气，气逆则血逆可知。今谓神经调节血之运行，古人云气，今云神经，名词不同，事理则一。卒厥是忽然昏倒，《素问·调经论》云：血气并走于上，则为大厥，厥则暴死，气复返则生，不返则死，知厥证为血气俱实之暴死证。寸脉沉大而滑，沉阴象，阴主血，邪在血，则血实而脉沉；滑阳象，阳主气，邪在气，则气实而脉滑；大主邪胜。寸脉通三部而言，仍主血气上逆。尤在泾云实谓血实，气谓气实，实气相搏，是气血俱实。又云五脏者，藏而不泄，血气入之，卒不得还，神去气息，则唇青身冷而死。六腑者，传而不藏，血气入之，乍满乍泻，气还血行，则身和汗出而愈。入脏入腑，犹言暴死之后，气能返则生，不返则死之原因也。

【附注】

《医宗金鉴》：自寸脉实大而滑，至实气相搏之十八字为衍文，前贤谓本节证，殆是扁鹊所疗，号太子之病。

【习题】

1. 何谓卒厥？

2. 何以入脏即死，入腑即愈？

12. 邪阻正气之脉脱证

【原文】

问曰：脉脱入脏即死，入腑即愈，何谓也？师曰：非为一病，百病皆然。譬如浸淫疮，从口起流向四肢者，可治；从四肢流来入口者，不可治。病在外者，可治；入里者，即死。

【讲义】

脉脱是邪气阻遏正气，经脉一时不通，亦属卒厥，非气血虚竭之真脱。厥病入脏，深而难复，故死，入腑则浅而易通，故愈。亦如上节，汗出则停滞之水毒可通，瘀血可行，故汗出而愈，凡病不外此理。譬如浸淫疮，周身浸淫不已之疮，由内至外者吉，由外至内者凶，凡病皆然。如痹气入腹，脚气冲心者，难治是也。四肢云外，口云内。

【附注】

凡水毒停滞，瘀血不行之证，见于卒厥者，汗出而愈，不限于自汗或使汗也。盖卒病正气不虚，可用由汗腺排水毒法，其身自和。若痼疾虚人，则须用附子逐水，干姜行滞，使水毒缓缓由淋巴管经泌尿系统排泄，不可适行汗法，盖虑汗后亡阳也。本节与上节脉有虚实之别：上节言气血俱实，瘀滞难宣；本节言邪阻气血，脉伏似脱，脉脱非真虚证。

【习题】

脉脱何以入腑即愈？

13. 疾病类别

【原文】

问曰：阳病十八，何谓也？师曰：头痛、项、腰、脊、臂、脚掣痛。阴病十八，何谓也？师曰：咳、上气、喘、哕、咽、肠鸣、胀满、心痛、拘急。五脏病各有十八，合为九十病，人又有六微，微有十八病，合为一百八病。五劳、七伤、六极、妇人三十六病，不在其中。清邪居上，浊邪居下，大邪中表，小邪中里。槃饪之邪，从口入者，宿食也。五邪中人，各有法度，风中于前，寒中于暮，湿伤于下，雾伤于上，风令脉浮，寒令脉急，雾伤皮腠，湿流关节，食伤脾胃，极寒伤经，极热伤络。

【讲义】

程应旄云：阳属表而在经络，阴属里而在脏腑。自头痛以次六种疾患，有营病、卫病、营卫交病，六而三之，合为十八，故曰阳病十八也。自咳以次，九种疾患，有虚，有实，九而二之，合为十八，故曰阴病十八也。五脏病各有十八，合为九十矣。又六微者，邪袭六腑之谓。六腑各有十八，合为一百零八病。以上所举，皆六淫邪气所生，而脏腑之受邪者，有气分、血分、气血并受之别。至于五劳七伤六极，则起居饮食情志所生。妇人三十六病，统为带下之疾，非六淫邪气所致，故不在其中。清邪雾露之邪，故居于上。浊邪水湿之邪，故居于下。大邪漫风，虽大力散，故中于表。小邪隙风，虽小力锐，故中于里。檗即谷字，饪即食字。熟食入口而能伤胃。五邪谓风、寒、湿、雾、饮食，法度者，各从其类也。前，早也。风中于早，风从阳也。寒中于暮，寒从阴也。雾邪清轻，故伤于上，上属皮肤也。湿邪浊重，故伤于下，湿流关节。经脉阴，伤于寒故急；络脉阳，伤于热而浮。邪有清浊大小之殊，病有上下表里之别，此疾病类别之概要也。

【附注】

本节前半言病证种类，后半言邪之中人。各从其类，阳邪亲上，阴邪亲下，热气归阳，寒气归阴。又说大邪即风寒，故中表，小邪属谷饪，从口入，故中里，食伤脾胃也，共上说并存。

【习题】

试述五邪中人之部位？

14. 病有缓急，治有先后

【原文】

问曰：病有急当救里救表者，何谓也？师曰：病，医下之，续得下利清谷不止，身体疼痛者，急当救里；后身体疼痛，清便自调者，急当救表也。

【讲义】

病在表而医反下之，若胃受伤而下利清谷，虽有表证，亦当先急其里，恐正气虚也。若正气已复，清便自调之后，又急当救表，恐正气初复，内阳未充，表邪一旦陷入，则成痞满之证矣。

【附注】

表里兼病，先表后里，经也。病有缓急，先救其急，权也。本节证治，先里后表，先本后标，从权之道也。

【习题】

1. 何种病证宜先表后里，举例以明之。

2. 何种病证宜先里后表，举例以明之。

15. 病有新久，治有先后

【原文】

夫病痼疾加以卒病，当先治其卒病，后乃治其痼疾也。

【讲义】

痼疾，久有之病，非旦夕可以取效者。卒病，新感之病，旦夕可以取效者。久病正气多虚，补虚宜缓。新感邪入未深，除邪宜急也。且新久兼病，正虚感邪，急去其邪，则新邪不使稽留。久病不致合邪而加重，故先治卒病，期以旦夕取效，然后专力治其痼疾也。

【附注】

施治有分治合治之分，分治有先治后治之别。临床应辨证之缓急新久，主客本末，则治法自有蹊径。

【习题】

卒病先治，痼疾后治，试述其理。

16. 五脏病之消长变化

【原文】

师曰：五脏病各有所得者愈，五脏病各有所恶，各随其所不喜者为病。病者素不应食，而反暴思之，必发热也。

【讲义】

《内经》云：肝色青宜食甘，心色赤宜食酸，肺色白宜食苦，脾色黄宜食咸，肾色黑宜食辛，此五脏得饮食而愈者。肝病愈于丙丁，起于甲乙，心病愈于戊己，起于丙丁，脾病愈于庚辛，起于戊己，肺病愈于壬癸，起于庚辛，肾病愈于甲乙，起于壬癸，此五脏自得其位而愈者。五脏所恶，心恶热，肺恶寒，肝恶风，脾恶湿，肾恶燥，此五者各随其所不喜为病。病者素不应食，而反暴思之，必发热也。此数句共《伤寒论》瘥后劳复篇内所云。病人脉已解而日暮微烦，以病新差，人强与谷，脾胃气尚弱，不能消谷，故令微烦。损谷则愈一节，正与本节相发，烦者即发热之义。

【附注】

前贤谓五脏声色臭味……相得者，则足以驱邪气而助正气；所恶者，则足以抑正气而助邪气。正气之消长，端赖胃气，故末段以胃气作结，盖正气以胃为本也。至于色味，何以相得，因何相恶，乃古人积经验所知，有赖今人用科学证明之。

【习题】

1. 五脏病何以各有得者愈？

2. 五脏病何以各随其所不喜者为病？

17. 脏病攻下之法

【原文】

夫诸病在脏，欲攻之，当随其所得而攻之，如渴者，与猪苓汤。余皆仿此。

【讲义】

无形之邪，入结于脏，必有所据。水、血、痰、食，皆邪蔽也。如渴者，水与热得而热结在水，故与猪苓汤，利其水而热自去。若有食者，食与热得而热结在食，则宜承气汤，下其食而热自除。若与所得，则无形之邪，岂宜攻下。

【附注】

猪苓汤方，见后消渴证中。上节各有得者，指五脏所喜之色味而言。本节随其所得，指水血痰食而言。

【习题】

病在脏，欲攻之，宜用何法？

痉湿暍病脉证治第二

18. 刚痉提纲

【原文】

太阳病发热无汗，反恶寒者，名曰刚痉。

【讲义】

痉病以项背强直为主。刚痉之证，形同伤寒，当以发热、无汗恶寒为辨。其病因，或伤津血燥，神经失养，或局部郁水，神经压迫。诱因由于风寒伤表，故曰太阳病，但亦有由外伤及传染病者，属项背间末梢神经之麻痹痉挛。凡在初期，葛根汤皆得治之。

【附注】

本证多见于新产妇及金疮，血脉虚竭，或口噤不语，角弓反张，或摇头马鸣，雨汗如痢。今之脑脊髓膜炎、破伤风，多见上证。唯脑脊髓膜炎初期即恶寒发热，破伤风多不发热，身有创伤。二病至濒死时多发高热，脉初病多迟，濒死则数，此与痉病稍有不同也。

治破伤风之方有华佗愈风散：荆芥穗（微焙）为末，每服三钱，童便调服。又《三因方》胡氏夺命散，即玉真散：天南星、防风等份为末，水调敷疮，出水为妙，仍以温酒调服一钱。别一方有天麻、羌活、白芷、白附子、南星、防风，共六味，等份随证加入。又棍棒伤，秘方用荆芥、黄蜡、鱼鳔炒黄各五钱，艾叶三片，入无灰酒一碗，水煎热饮，汗出即愈，唯百日内不得食鸡肉。又脑脊髓膜炎症，项屈曲，目上视，神昏，抽搐，脉数。恽氏用《千金》治惊痫方：龙胆草五分，黄连三分，犀角三分，滁菊花三钱，鲜生地五钱，当归三钱，回天再造丸半粒，重者加羚羊角三分，轻者于寻常疏解药中加龙胆草二三分，均效。又《证治准绳》罗氏牛黄丸亦效。以上摘录陆氏医案。

【习题】

1. 何谓刚痉？

2. 刚痉类今之何病？有何区别？

19. 柔痉提纲

【原文】

太阳病发热汗出，而不恶寒，名曰柔痉。

【讲义】

痉病属津液大伤，或汗出太过，营血已亡，风寒易中，故筋脉动急。刚柔二痉，其区别：无汗、恶寒属表实，有汗、不恶寒属表虚。但巢源言柔痉亦有恶寒。总之痉病是津亏受外感之诱因，既曰太阳病，必有恶寒，见 34 节。柔痉虽亦恶寒，但在汗出之后，多随汗解，故不恶寒。临床当知，有恶寒者，痉之本证也。其不恶寒者，汗出之后也，当属柔痉。

【附注】

《内经》谓诸痉强直，皆属于湿。在太阴下利是湿，从寒化为寒湿。身热发黄，是湿随热化，则为热，湿从燥化，则铄筋而为痉。是言湿者，在其未成痉之前，言燥者，在其将成痉之际也。热为汗抑，无汗之痉也。热蒸汗出，有汗之痉也。《千金》谓湿病误入肾中则为痉，小儿痫热盛亦为痉，其证则为亡阴筋燥，其始莫不属湿。

【习题】

1. 何谓柔痉?

2. 刚柔痉之区别安在?

20. 痉病之脉

【原文】

太阳病，发热，脉沉而细者，名曰痉，为难治。

【讲义】

邪在太阳，中风脉浮缓，伤寒脉浮紧。痉病，脉见沉细者，沉为在里，细为血虚。盖阴虚受风，正气不能与之抗，则邪不独在表，且浸及筋骨、脏腑经络之间，邪盛正虚，故为难治。

【附注】

《伤寒论》云：太阳病，发热，脉沉而细者，乃麻黄附子细辛汤及麻黄附子甘草汤所主。未言难治，今曰难治，以痉病有头项强急、口噤、背反张之症，与上两汤之证有所不同。

【习题】

痉病脉沉细，何以难治?

21. 发汗太多成痉

【原文】

太阳病，发汗太多，因致痉。

【讲义】

太阳病，当发汗，发汗太多，或伤津，或亡阳。本节所论，属于因发汗太多，腠理大开，表气不固，邪气乘虚而入，内虚招邪，因而成痉。故凡新产、金疮、破伤、出血过多，因风而病者，皆属之也。

【附注】

《伤寒论》太阳篇云：太阳病，发汗遂漏不止，其人恶风，小便难，四肢微急，难以屈伸者，桂枝加附子汤主之。与此理同。

【习题】

发汗太多，后果如何？

22. 风病下之成痉

【原文】

夫风病下之则痉，复发汗必拘急。

【讲义】

发热、汗出、恶风的中风病患者，其津液是受过伤的。若是下之，则津液更伤，与上节所论，虽有汗下之殊，表里各异，而因虚致痉，其理相同。若更发汗，阳气又虚。《内经》云：阳气者，精则养神，柔则养筋。神经失养，非但发生项背强急之痉病，且推及四肢，见拘急抽搐瘈疭。古人说四肢为诸阳之本，于此可见。

【附注】

大汗亡阳，大下伤津，以此表里俱虚，其治法已详《伤寒论》太阳篇。《张氏医通》：上节宜真武汤，本节宜附子汤，下节芍甘附汤。

【习题】

1. 风病下之何以成痉？

2. 拘急应作何解释？

23. 疮家发汗成痉

【原文】

疮家虽身疼痛，不可发汗，汗出则痉。

【讲义】

身疼痛是表证，理宜汗解。疮家是久患疮疡，流脓失血，津液亏损的人，不能如新病疮疡，可以用汗散的治法，所以加重语气。凡是久患疮疡的人，虽有身疼痛的表证，也不可以发汗解表，犯之则神经无以濡养，即成项背强急之痉病。

【附注】

痉病有以上汗、下及疮家误汗三者误治而成，其为脱液伤津则一。凡金疮、卒厥无汗者，中风也，边自出黄汗者，中水也，并欲作痉。

【习题】

疮家何以不可发汗，试述其理。

24. 痉病外证及汗后变证

【原文】

病者，身热足寒，颈项强急，恶寒，时头热，面赤目赤，独头动摇，卒口噤，背反张者，痉病也。若发其汗者，寒湿相得，其表益虚，即恶寒甚。发其汗已，其脉如蛇。

【讲义】

恶寒，时头热，邪在太阳。头项强急，独头动摇，寒邪在经。身热面赤，邪在阳明。卒然口噤，属火炎于上。背反张者，属筋脉抽搐之象。足寒为阴邪在下。总结各证，乃邪在太阳、阳明二经，热炎于上，正虚于下。虽有表邪，以热盛津亏，不可发汗。古人以痉病为津亏而兼表邪之证，若误发汗，非但伤津，且足亡阳，致汗液之湿与外寒之气相得不解。表气以汗而益虚，寒气得湿而转剧，故恶寒更甚于前也。发其汗已，其脉如蛇句，因上文有脉无证，本节有证无脉，特补之于后。蛇言其状（坚劲起伏屈曲）。20节脉沉而细者，名曰痉。25节脉反伏弦者，痉。26节按之紧如弦，直上下行。28节脉反沉迟，此为痉。皆是说明血少津亏，筋脉拘挛。本节误汗表虚，更兼迟缓之象。

【附注】

若发其汗以下25字，《伤寒论》无之，《医宗金鉴》云：属下节。按：独头动摇，卒口噤，背反张，为脑脊髓病之特征。又口噤，背反张，于破伤风、脏燥、子痫、尿中毒等证，往往见之，但不发热，余证则不甚符合。附注于此，以备参考。

【习题】

1. 痉病症状为何？

2. 痉病可否汗解？

25. 痉病欲解证

【原文】

暴腹胀大者，为欲解，脉如故；反伏弦者，痉。

【讲义】

本节承上节而言，腹胀大，属湿有余。痉病见湿，为津液恢复之象，主病欲解。脉必浮而不沉，缓而不弦，故曰脉如故。若脉反伏弦，是邪内连太阴，寒湿转剧，痉必不除。

【附注】

程应旄：暴腹胀大为欲解，于理不顺。

《医宗金鉴》：暴腹胀大句为衍文。

尤在泾：此风去湿存之变证。风寒外解，而湿下行，故为欲解。脉反伏弦，里病转增，乃痉病诸证中之一变证也。

按：讲义随文注释，未必符合经旨，或有脱简，存疑待证。

【习题】

痉病欲解应见何症？

26. 痉病脉象

【原文】

夫痉脉，按之紧如弦，直上下行。

【讲义】

痉病脉沉而细者，为难治。反伏弦者，属痉未欲解。痉病为津亏感邪，忌见沉细脉象。今曰脉紧如弦，是坚直之象。上下行是自寸至尺，皆见坚直而现之脉。坚直虽属脉管痉挛，乃痉病正脉，故本节不云难治。

【附注】

本节为痉病正脉，24节为痉病正证，其节末"若发其汗"以次，为痉病汗后变证。

【习题】

何谓痉病正脉？

27. 痉病难治证

【原文】

痉病有灸疮，难治。

【讲义】

灸疮属脓血久溃，津液被火气所伤。痉病当此为重伤津液，故曰难治。

本节或因灸疮而发痉证，若然则属破伤风。破伤风可见角弓反张，项背直，牙关紧闭，手足拘挛。西医用破伤风血渍注射可作预防，治疗功效亦不可。傅青主以蝉衣酒洽破伤风有特效，其方即：蝉衣去头足为细末五钱，黄酒半斤，文火煮一次服，臭汗出即愈。若有承气证，再下之，则表里俱清。

【附注】

24 节痉病所见各证，是不可发汗证。下文 28、29 两节以栝楼桂枝汤、葛根汤治之，终以清表为主，似仍属太阳转痉而未纯也。

【习题】

痉病有灸疮难治，试详其说。

28. 将成柔痉之栝楼桂枝汤证

【原文】

太阳病，其证备，身体强几几然，脉反沉迟，此为痉，栝楼桂枝汤主之。

【讲义】

太阳病，其证备，包括头项强痛、发热、汗出、恶风等证。若脉浮数，为邪感于表；若项背强几几然，当为桂枝加葛根汤证。今脉证悉具，脉不浮数而反沉迟，属血少津亏之中风证，为风淫于外，津伤于内，欲作柔痉，故仍用桂枝以解外，栝楼以生津，预防柔痉之法也。

【附注】

经文中此为痉句，宜作柔痉将成解，盖柔痉已成，则非本方所主。脉沉迟，非内有寒，脉迟属津液不足，循环不利，脉沉属正气不足，气血不能达表，此时虽未成痉，而筋失所养。风郁久则生热，则角弓反张，颈项强急，口噤头摇之渐，已肇其端，故本方预防痉成则可，以之治痉，恐力有所不逮。

按：若本节有项背强几几证，方内增用葛根亦佳。

【方剂】

栝楼桂枝汤

栝楼根二两，桂枝三两，芍药三两，甘草二两，生姜三两，大枣十二枚。

上六味，以水九升，煮取三升，分温三服，即微汗，汗不出。食顷，啜热粥发之。

栝楼根善治狂热时疾。清热润燥，古人谓酸能生津，甘不伤胃，故痛疮往往用之，脑脊髓膜炎用之有大效。

【习题】

1. 本节是否已成柔痉？

2. 脉沉迟是何病理？

29. 欲作刚痉之葛根汤证

【原文】

太阳病，无汗而小便反少，气上冲胸，口噤不得语，欲作刚痉，葛

根汤主之。

【讲义】

太阳病无汗，属伤寒证。平时无汗时，小便必多，有汗时小便必少。因人体水分之排泄有一定限度，盈于此必绌于彼，无病人之生理，当如是也。今无汗而小便反少，是津液不足，且分泌失职之证。内湿不能宣泄，正气有向外向上之势，而气上冲胸，津液有涸竭之虞。咀嚼肌痉挛，而见口噤不语，虽未成痉，已见欲作之机。本证无汗，故属刚痉，项背必强，故用葛根。

【附注】

本证属风寒湿甚者，既不外达而作汗，复不下行而小便，势必逆而上冲，为胸满，为口噤，以致面赤头摇、角弓反张。欲作刚痉之机，曰津液不足者，全身症状也。风寒湿甚者，致病之因也。初则湿甚，继必津亏，寒邪在表，久郁必热，故痉之未成为寒湿，痉之已成为燥热，明乎此，则治法自在其中。

【方剂】

葛根汤

葛根四两，麻黄三两（去节），桂枝（炙）、芍药各二两，甘草、生姜各三两，大枣十二枚。

上七味，咬咀，以水一斗，先煮麻黄、葛根，减二升，去沫，纳诸药，煮取三升，去滓，温服一升，覆取微似汗，不须啜粥，余如桂枝法将息及禁忌。

按：桂枝、芍药当从《伤寒论》，均作三两。

【习题】

本节病理属何？

30. 痉病之大承气汤证

【原文】

痉为病，胸满口噤，卧不着席，脚挛急，齘齿，可与大承气汤。

【讲义】

痉病之因，起于太阳，痉病将成，传入阳明。胸满者，气上冲之互文，口噤是邪已传阳明，卧不着席，反张甚也。脚挛急者，拘挛甚也。齘齿，属牙齿切磋有声，已属阳明之外证。凡此皆热盛津亏，灼伤筋脉，表邪内陷，肠胃燥实之证，可与大承气汤一攻，但非治痉病主方也。

【附注】

六气为患，皆足致痉，血虚筋急，燥热所生，风寒发汗，致痉之由。项背几几，用葛根、栝楼缓和滋润。阳明病成，用硝、黄、枳、朴直攻内热，养血存阴，非去实满。此可为不惜存津液者戒也。

按：痉病，共13节。24节为痉病正证；18、19两节，以有汗无汗，分述刚柔二痉；21、22、23节为致痉之因；25、26节属痉病之脉；25节前半段，为痉病欲解之征；20、27节属痉病难治之脉证；28、29节乃欲作柔痉、刚痉之治法；30节虽系为治痉之一法，非治痉病之主方。盖痉病乃伤寒坏病，小儿得之，犹有愈者，成年患此，百难疗一。

【方剂】

大承气汤

大黄四钱（酒洗），厚朴半斤（炙去皮），枳实五枚（炙），芒硝三合。

上四味，以水一斗，先煮二物，取五升，去滓，内大黄，煮取二升，去滓，内芒硝，更上微火一二沸，分温再服，得下止服。

【习题】

大承气汤是否治痉之主方?

31. 湿痹当利小便

【原文】

太阳病，关节疼痛而烦，脉沉而细者，此名湿痹。湿痹之候，小便不利，大便反快，但当利其小便。

【讲义】

湿为六淫之一，故其感人，亦如风寒之先在太阳，但风寒伤肌表，湿则流关节。凡湿侵于外者，必因脾不健运，湿动于中，气化不行。所谓内外合邪，其湿乃成，湿流关节则为痛；湿痰气滞则为烦，故内烦而外痛作矣。风脉浮，寒脉紧，湿性濡滞，故脉沉细。湿气重浊，故成湿痹。痹者，闭也，痛也（不通则痛）。《内经》云：湿盛则濡泄。小便不利，大便反快者，湿气内蕴盛也，但当利其小便，以宣泄腹中湿气。东垣云：治湿不利小便，非其治也。

按：此为脉沉而小便不利者设。若湿邪在表，与风寒相搏，脉浮，则当以麻桂发汗为宜。

【附注】

湿邪可分二类：感自太阳者，曰外湿；脾不健运，湿动于中者，曰内湿。外湿之成，由于空气中水蒸气呈饱和状态，汗液不能作适当之排泄，则汗液之已出汗腺者，不得蒸发，未出汗腺者，阻于腺口，未变成汗者，不能复变。内湿之成或因充血渗出，或因淋巴失职。

按：湿之为病，浮肿或由湿浸于外，湿痹则属湿流关节，呕多湿发于胃，利多湿发于肠，以所侵之部位不同，为咳，为带。以其变化之有殊，曰饮曰痰。古人以湿病责诸脾。凡生理之吸收，皆为脾德；病理之渗出，皆为脾病。故治湿在外则发汗，在里则利小便，治标之法也。以脾与湿关系密切，故治湿多以健肠胃为善后之法，培本之道也。

【习题】

1. 何谓湿痹？

2. 试述治湿之法及善后之方。

32. 阴黄证

【原文】

湿家之为病，一身尽疼，发热，身色如熏黄也。

【讲义】

久患湿病曰湿家，一身尽疼，属湿邪充塞于肌肉肢节之间。湿蓄既久，郁而成热。经云：瘀热在里，身必发黄。盖黄家有阴阳之别：阳黄明润，阴黄黑暗。身如橘子色者，阳黄也；烟熏无光泽者，阴黄也。肠胃久湿，机能必弱，热虽外发，里寒已见。本证属阳明转传太阴，故其治法，当于寒湿中求之。

【附注】

黄疸皆由胆汁混入血液及组织所致。治法以排除已入血液及组织中之胆汁，或使胆汁不复入血为宜。但黄疸病，热性者，多属阳黄；寒性者，多属阴黄。本节云湿家身色如熏黄，当属阴黄。凡久居卑湿地，如矿工等易患此病，夏季独盛，盖病多发于湿地湿令也。

【习题】

试述阴黄、阳黄之别。

33. 湿家不可下

【原文】

湿家，其人但头汗出，背强欲得被覆向火。若下之早则哕，或胸满，小便不利，舌上如胎者，以丹田有热，胸上有寒，渴欲得饮而不能，饮则口燥烦也。

【讲义】

寒湿在肌表，阳气不得外达，转而上行，热上炎，则头汗出，湿阻正气，而背强，体温低落，而欲向火，治宜驱寒湿以通阳气。若误为阳明内湿之热上越作汗，而下之早，虚其胃气，湿入作哕矣。寒客于上焦则胸满，津液亡失则小便难。舌上如胎，属寒湿在上。丹田有热，是上焦阳气因误下而陷于下焦。胸上有寒，是肌表邪入，乘虚而客于胸上，渴欲饮水。因丹田有热，渴不能饮，是胸上有寒，寒则不能散水，水聚则津不能四布，致口燥烦也。

【附注】

注家多以丹田有热，胸上有寒为寒热倒置。以火性炎上、水性就下、口燥烦而渴是上热，渴不能饮是下寒，不知经文中胸满，舌上如苔，是说明胸上有寒；小便不利，是说明丹田有热，与心中疼热、饥而不欲食之乌梅丸证，迥乎不同也。

【习题】

1. 本证何以不可下？

2. 下后何以成下热上寒证？

34. 湿家误下阴阳离绝之死证

【原文】

湿家，下之，额上汗出，微喘，小便利者死；若下利不止者，亦死。

【讲义】

湿家本无汗法，下之则体温向上抵抗以图救济，以久郁之真阳上越而为汗，湿热郁胸而作喘。此时若阴液下脱，见下利不止，或小便自利，则无根之阳与真阴离绝，故主死也。古人云：湿家误下，则真阳上越。阴液下脱，阴阳离绝，必死之兆也。

【附注】

皮肤汗腺能放散体温，其排列于人体者，上部密而下部稀。若体温集中于上部，则体温由皮肤汗腺放散，因此则他部之体温因放散而愈集中于上部，依此循环，终至亡阳。若下部因体液亡失，体温低落，则上部之热一去不返，细胞之生活力逐渐减退。二便利下原非死证，以此代表脱液，下液伤而阴必脱，额汗出为阳必亡。暂时虽呈下冷上热之局，终必气血上越下竭，无以维持生命，而致机能停息，故主死也。

【习题】

湿家下之而呈上热下寒是何病理？

35. 治湿用微发汗法

【原文】

风湿相搏，一身尽疼痛，法当汗出而解，值天阴雨不止，医云此可发汗。汗之病不愈者，何也？盖发其汗，汗大出者，但风气去，湿气在，

是故不愈也。若治风湿者，发其汗，但微微似欲出汗者，风湿俱去也。

【讲义】

湿邪在表，因风之诱因而成病。风湿聚于肌腠皮肤之间，而成全身神经痛。湿在肌表，微发其汗，非但使皮肤蒸发，亦是促组织之吸收。若骤发大汗，皮肤虽能蒸发，但组织不能吸收，则湿气仍不能除。平时大汗，犹虑湿去不净，阴雨不止，是空气中水气饱和，宜乎汗之而病不能愈也。

【附注】

西医谓神经痛之原因，多由感冒及寒冷而起，治法常用发汗剂。中医发汗祛风寒，治身疼痛，其理不二。

古人谓风气迅速，湿气濡滞。值阴雨湿盛之时，自然有风易去而湿难除之势。本节之身疼痛，盖桂枝汤证也。

自值天阴雨不止至发其汗四十八字，或系注文误入。

【习题】

1. 治风湿何以大汗病反不除？

2. 天阴雨不止，何以汗之病不能愈？

36. 头中寒湿之治法

【原文】

湿家病身疼发热，面黄而喘，头痛鼻塞而烦，其脉大，自能饮食，腹中和无病，病在头中寒湿，故鼻塞，内药鼻中则愈。

【讲义】

湿家病，湿家是痼疾，病是感冒。湿之部位有上下表里之分，湿之性质有阴阳虚实之别。今湿因外感诱因而起，证见身疼发热，头痛鼻塞，是寒邪在表；面黄而喘，是湿在上在肺；鼻塞而烦，其脉大，属里有热；能饮食，腹中和，是肠胃无病。经云：病在头，中寒湿故鼻塞，说明卒病在上。只须内药鼻中，辛香宣泄，头中寒湿自除。此时非但勿利小便，且无取于汗法也。

【附注】

本节列此是湿家患流行性感冒病，内药鼻中，是治感冒，与治湿无关。头中寒湿而鼻塞，以此为治。湿家痼疾，另法议治。盖示人病轻不必深求，痼疾治当在后。

【习题】

本节病证，治之何以内药鼻中则愈?

37. 麻黄加术汤证

【原文】

湿家，身烦疼，可与麻黄加术汤发其汗为宜，慎不可以火攻之。

【讲义】

湿家是宿有湿病之人，身烦疼是新患伤寒之病，以身烦疼代表伤寒表实全部病证，唯身疼特重耳，不言伤寒证者，省文也。常人伤寒以麻黄汤发汗，湿家伤寒与麻黄加术汤发汗，表里兼治。"可与"、"为宜"等字，示身疼除，应另议治法。不以此汤主之者，恐伤津液也，慎不可以火攻之。亦犹太阳中篇火逆各节，表证不用火攻之义。

【附注】

本证身疼重，应大发汗。白术在本方内，虽能促组织吸收，并不妨麻桂之发汗。若苓、术并用则利小便，小便利则汗自少，则汗不彻，故本方不用茯苓也。

按：35 节似为湿家患桂枝汤证者设，本节为湿家患麻黄汤证者设，前未出方，方当在后。

【方剂】

麻黄加术汤

麻黄三两（去节），桂枝二两（去皮），甘草一两（炙），杏仁七十个，白术四两。

上五味，以水九升，先煮麻黄，减二升，去上沫，内诸药，煮取二升半，去滓，温服八合，覆取微似汗。

【治验】

治麻黄汤证一身浮肿，小便不利者，随证可加附子。

妇人秉性薄弱，妊娠每因水肿坠胎者，其人用越婢加术汤及木防己汤等。有即坠胎者宜此方，又合葵子茯苓散者，亦良。

本方可治瓦斯中毒，酸中毒，瘴疠、湿郁晕倒。

历节初期以身体烦疼为主，可以本方发之，重者宜越婢加术汤。

《三因方》治寒湿身体疼烦，无汗恶寒发热者。

【习题】

试述本节与 35 节之关系。

38. 麻黄杏仁薏苡甘草汤证

【原文】

病者一身尽疼，发热，日晡所剧者，名风湿。此病伤于汗出当风，或久伤取冷所致也，可与麻黄杏仁薏苡甘草汤。

【讲义】

病者，实非痼疾也。一身尽疼，言肌表关节内外上下皆疼也。发热者，病有向外之机。日晡所剧者，内有实邪可知，于承气证、陷胸证、热入血室等证，皆可验之。名风湿，言其病名。伤于汗出当风或久伤取冷，言其病因。与麻杏薏甘汤，外散表寒，内除里湿，杏仁利气以解郁热。此新病风湿者，表里兼治之法也。

【附注】

本节一身尽疼，重在肌表关节部位，上节云身烦疼，重在疼痛之程度。两节更有表虚表实之不同，新病久病之互异。上节重在发汗，本节表里双解。本方证较麻黄加术汤证之湿邪稍深，而表证较轻，故本方可治关节炎。

【方剂】

麻黄杏仁薏苡甘草汤

麻黄半两，甘草一两（炙），薏苡仁半两，杏仁十个（去皮尖）。

上锉麻豆大，每服四钱匕，水一盏半，煮八分，去滓温服，有微汗，避风。

【药物】

薏苡仁 味甘，性微寒。

药能：除筋骨邪气不仁，利肠胃，消水肿，杀虫，治干湿脚气。

药征：筋急拘挛久，风湿痹。

调剂：煎服能破肿毒。健胃，令能食，治瘤止带。肺痈肠痈，用之皆效。

【治验】

治孕妇浮肿，喘咳息迫，或身麻痹，或疼痛。

治肺痈初起，恶寒息迫，咳嗽面肿，浊唾胸痛者，当其精气未脱，可兼用白散。风湿痛风，发热剧痛，关节肿起，见术附证者，加术时有奇效。

一男子周身生疣子数百，走痛，与此方而治，但沉久硬固者效。

【习题】

1. 一身尽疼与身烦疼有何区别？

2. 麻黄加术汤与麻黄杏仁薏苡甘草汤用法有何不同？

39. 防己黄芪汤证

【原文】

风湿脉浮，身重，汗出恶风者，防己黄芪汤主之。

【讲义】

脉浮，风也。身重，湿也。寒湿脉沉，风湿脉浮，浮而汗不下为表实，浮而汗出恶风为表虚。风湿在表，当从汗解。今未解而表已虚，则汗解之法不可守也，故不用麻黄而用防己。防己者引湿下达，从小便去。黄芪和其自汗，白术促其吸收，甘草佐之，而完成其祛湿目的。本方无散风药，知汗多则风亦去。唯表虚者，易于再感耳。今实其卫气，正气足者风自退，此不治而治之法也。

【附注】

湿在肌表，侵及神经则身痛。湿着皮表，故不作痛而身重，所以然者，卫气虚故也。《水气病》篇云：病者但下重，从腰以上为和，腰以下当肿及阴，难以屈伸。故知本节身重，重在身半以下，迁延不治，当兼肿证。古人谓治湿之法，腰以上肿，当发其汗，腰以下肿，当利小便，节录于此，可作参考。

按：本节之证，脉浮，身重，恶风，最易误用桂枝汤，服之亦能稍瘥，而病不除，所以然者，风气去湿气在故也。两证之差，一是上冲，一是下重。桂枝汤证，必有头痛发热；本证则无之。学者于此当细心鉴别，则不致误。

【方剂】

防己黄芪汤

防己一两，甘草半两（炙），白术七钱半，黄芪一两一分。

上锉，麻豆大，每抄五钱匕，生姜四片，大枣一枚，水盏半，煎八分，去滓温服。

喘者，加麻黄半两；胃中不和者，加芍药三分；气上冲者，加桂枝三分；下有陈寒者，加细辛三分。服后当如虫行皮中，从腰下如冰，后坐被上，又以一被绕腰下，温令微汗差。

【药物】

防己 味苦辛，性寒。镇痛药。陕西汉中为汉防己，杭州西湖为木防己。

药能：利尿。

药征：因肾机能衰退而小便不利者。神经病，支气管喘息，水肿，口眼歪斜，手足拘挛。

【治验】

治风毒跗肿、骨疽、穿踝疽，稠脓已歇，稀脓不止；或痛，或不痛，身体消瘦，见浮肿；或恶寒，或下利者，更加附子为佳。

按：本方与麻杏薏甘汤有虚实之别。《金匮要略》治水治痰用防己者，取运气于上，水能就下，服后如虫行，及腰以下如冰，为湿气下行之征。又防己茯苓汤，专主肌表有水气。本方者水在表里，故本方黄芪、防己二味分量为重。

【习题】

1. 试述本方内各药物之功能。

2. 本方与麻杏薏甘汤证之区别。

40. 桂枝附子汤及其变方证

【原文】

伤寒八九日，风湿相搏，身体疼烦，不能自转侧，不呕不渴，脉浮虚而涩者，桂枝附子汤主之；若大便坚，小便自利者，去桂加白术汤主之。

【讲义】

伤寒八九日为表病传里之期，因受风湿相搏而见身体疼烦，属风，不能转侧属湿，不呕不渴是无伤寒之里证。脉浮虚而涩非伤寒之表脉，脉浮虚者，表虚，风也，涩者，经寒湿也。与桂枝、附子而温散风湿，使从表解。若其人有此证，虽大便硬，小便自利而不议下者，以其非邪热入里之硬，乃风燥湿去之硬，故仍以本汤去其未尽之邪。不用桂枝者，以大便硬，小便自利，不欲发其汗，重夺津液也。加白术者，以身重，湿在肌肉。佐附子，令走肌表而逐湿也。

41. 甘草附子汤证

【原文】

风湿相搏，骨节疼烦，掣痛不得屈伸，近之则痛剧，汗出短气，小便不利，恶风不欲去衣，或身微肿者，甘草附子汤主之。

【讲义】

风湿相搏于骨节之间，非在肌表者，至手不可近，自较上条为重。汗出者，风湿相搏也。短气者，湿阻呼吸而致急迫也。小便不利者，气冲逆而不下降也。恶风不欲去衣者，虽因汗出，实以血压下降，各部机能沉衰所致。若血中水分渗透血管壁或充于肌肉之间时，则身见微肿之象，故以甘草缓解疼痛。附子治尿酸性骨节炎，且振兴机能。白术利尿，桂枝催汗，协力排毒，乃对因治疗也。

按：湿病自31节至41节，共计11节。31节是说明湿痹病在关节，涉及神经病，并示利小便为治湿之法。痉病与湿病皆由外感诱因所起，故皆冠以太阳病。以脉象而论，伤寒脉浮，痉病脉弦紧，湿痹脉沉细。以证候而论，湿痹关节疼，痉病项背强。39、40两节，脉均见浮而不沉者，虽属湿证，更兼风邪，重在表也。39节用黄芪助气，40、41节用附子振阳，脉虽有浮沉之异，而治以利小便去湿之法则一。盖有风则解表，表虚则助气，湿在里则利小便，湿滞则生阳，治湿之法，尽在其中。且湿家表实见身烦疼者，则以麻黄加术汤大发其汗。湿内外俱见者，则以麻杏薏甘汤表里兼治。新久兼病者，则内药鼻中，先治卒疾。33节是示湿家无下法，34节是示误下之为害。总之，风湿兼治，以微汗为佳。新久兼病，则先治新病。表实者，发汗不忘利湿。表虚者，微汗不忘兴阳。若能取法于此，治湿之道备矣。

42. 暍病提纲

【原文】

太阳中暍，发热恶寒，身重而疼痛，其脉弦细芤迟，小便已，洒洒然毛耸，手足逆冷，小有劳，身即热，口开，前板齿燥。若发其汗，则其恶寒甚；加温针，则发热甚；数下之，则淋甚。

【讲义】

中暍是中热、中暑，又有中热衰竭之称。故身体衰弱之人，有因中暍而卒死者。此证亦由表入，故曰太阳。其症亦见发热、恶寒、身重疼痛，脉弦细芤迟。本证属阴阳俱虚，所以与伤寒脉浮数之不同者，盖冬寒之病多属实热，夏热之病多属虚寒，以调节机能遇寒则戒备严，遇热则戒备懈，肌腠疏松，汗出以求体温之放散；机能衰减，抑制体温之生成，此自然之势也。小便通利，纵使阳气消失不多，而小便一出，皮肤即起缩闭而保持平衡，故小便已淅淅然毛耸也。手足逆冷，是体温不能达于四末。小有劳身即热者，劳动能使体温上升，津液消耗，是血虚易动阳扰。阴虚，故发热也。其不足则口开，热有余则齿燥。若发其汗，则体温消失愈多，恶寒愈甚。若加温针则阴伤阳愈扰，故发汗甚；数下之则下焦愈虚，膀胱不能约束，故淋甚。

【附注】

《内经》云：先夏至为病温，后夏至为病暑，言时序也。又曰：热病者，皆伤寒之类也。以其病从表入，证以伤寒，唯身重疼痛，非水郁肌表，乃热盛津亏。又云：寒伤形，热伤气，气消则脉虚，故脉弦是邪劲急。细是元气虚，芤则脉空，迟则为寒。俞氏云：夏日人身之阳，以汗而外泄，人身之阴，以热而内耗，阴阳俱不足，故今汗下温针，皆为禁也。东垣以清暑益气汤治本证，徐氏赞之谓发千古之秘。其方不外于驱除湿热之中，杂以助气生津、消导、除痰、生血之品，对于本节之证，似不甚相宜。前贤谓中暍属风湿，盖由尤氏谓中暍即中暑一语而出，参读下节白虎加人参汤主治，本证可以知矣。暑病多属虚证，与伤寒之阳证不同，伤寒因体温不得放散而发热，因血液充斥骤然表闭而恶寒，所谓阴盛则寒，阳盛则热是也。中暍是因津液不足而发热，因体温消散而恶寒，所谓阳虚而寒，阴虚而热是也。

【习题】

1. 中暍应属何病？

2. 发热恶寒证，伤寒与中暍，其病理有何区别？

43. 白虎加人参汤证

【原文】

太阳中热者，暍是也。汗出恶寒，身热而渴，白虎加人参汤主之。

【讲义】

本节是续上节而出方治。白虎汤在《伤寒论》中，谓有表证则忌服，故本节之恶寒，非伤寒表不解之恶寒，乃阳虚之恶寒明矣。本节有汗出，上节无之，前贤谓上节属虚，本节属实，上节兼湿，本节无湿。按两节皆属暍病，本节在前是初病，上节在后是病成。汗出身热，为阴阳俱虚之前驱证。脉弦细芤迟，为阴阳俱虚之证已成。两节有前后之序，而无类别之差也。

【附注】

暍病固有兼湿者，而不能谓暍病必有湿。本病多见于夏至后，而不能谓夏至前无之。治湿之法固不可移治中暍，而不能谓治湿之法必不能治暍也。总之论病则不能不分，证治则又不能强分也。

【方剂】

白虎加人参汤（方见《伤寒论》）。

【习题】

本节与上节是否同一病证？有何区别？

44. 一物瓜蒂汤证

【原文】

太阳中暍，身热疼重而脉微弱，此以夏月伤冷水，水行皮中所致也，一物瓜蒂汤主之。

【讲义】

太阳中暍，热邪从表而入，与伤寒有别，此在渴之一证。今邪在表，故身热；伤冷水，故身疼重；热伤气，故气虚，脉微弱。此以夏月伤冷水，水行皮中所致，是言外湿之因。外湿以汗不得蒸发，湿在皮中，故身疼重。因冷水之诱因而起，虽见身热，以瓜蒂之苦寒上涌下泄，使水去而表解。因吐，气外达得汗，身热亦除，寓发散之义在。但此为胸有湿热者设，若表有湿热而里无湿热，非本方之所主也。

【附注】

暍证三节，有本证与变证之不同，本节是言其变。又身疼一证，与伤寒湿痹有别。伤寒是身疼腰痛，骨节疼痛，湿痹则重在关节烦疼，中暍乃身重而疼。脉微弱与42节脉弦细芤迟有别，一属邪盛，一属正虚。湿阻正气，脉必微弱，壮火食气，因见弦细芤迟。

按：42节有证无方，不可汗下温针，为中暍之总纲。43节为正证正治，本节则为有湿者设，并可与湿家之治法作一对照。

【方剂】

一物瓜蒂汤

瓜蒂二十七个

上锉，以水一升，煮取五合，去滓，顿服。

　　瓜蒂生苦者佳，服吐剂须安卧二时许，勿动。数日一行，三五行后，吐黏胶污秽，其病乃安。吐，先饮沸汤一杯，欲再吐，更饮，饮冷则止。诸缓慢证宜此方。先服附子剂以动其毒，再服本方，服吐方昏冒者，宜服泻心汤，冷水潠面。

　　本方在伤寒有赤小豆等分，二味各别捣筛，为散合治，取一钱匕，以香豉一合，用热汤七合，煮作稀糜，去滓取汁，和散温顿服之。不吐者少少加，得快吐乃止。诸虚家不可与。

【习题】

试述本节用瓜蒂汤之病理。

百合狐蟚阴阳毒病脉证治第三

45.百合病提纲

【原文】

论曰：百合病者，百脉一宗，悉致其病也。意欲食复不能食，常默默然，欲卧不能卧，欲行不能行，饮食或有美时，或有不欲闻食臭时，如寒无寒，如热无热，口苦，小便赤，诸药不能治，得药则剧吐利，如有神灵者，身形如和，其脉微数。每溺时头痛者，六十日乃愈；若溺时头不痛，淅然者，四十日愈；若溺快然，但头眩者，二十日愈。其证或未病而预见，或病四五日而出，或病二十日、或一月微见者，各随证治之。

【讲义】

百合病，前人无确解。百脉一宗，悉致其病，是整体皆病。所举各证，自意欲食以次至脉微数，全是恍惚去来，不可为凭之象。唯口苦、小便赤，其证属热，脉微数，是因虚生热。若百脉一宗，悉致其病，唯神经系统可以当之，考其脉证，似属神经衰弱之一种。西医所谓神经衰弱者，包括精神上一切神经官能病而言。中医凭证而论，则分属于数病中。其精神异常者属心病，神经异常者属肝病，有先天之宿因或后天之劳伤者属虚劳，在伤寒热病之后致神经衰弱者为百合病。所论痊愈日数，虽《千金》同有此说，于病理上颇难索解，姑存疑待证。

【附注】

西医治神经衰弱，谓原因不除者，毕生莫治。百合病是热病余症，当然不若一般神经衰弱病之难愈，虽病愈日数未必尽然，各随证治一语甚确。

西医言神经衰弱之原因，可分先天后天两种：

① 先天病因：父母嗜酒，高龄结婚，醉以入房，受胎时父母中病，如梅毒、肺痨、癌肿等。

② 后天原因：精神过劳，神经紧张，烟酒过度，伤风不醒等。

总之，先天后天，症状虽有出入，普通见证，概为失眠、健忘、思考力减退、食欲不振，或善饥、头痛、耳鸣、眼花、心悸等，而以精神异常为本病之特征。

【习题】

百合病应属何病？

46. 百合病发汗后

【原文】

百合病，发汗后者，百合知母汤主之。

【方剂】

百合知母汤

百合七枚（擘），知母三两（切）。

上先以水洗百合，渍一宿，当白沫出，去其水，更以泉水二升煎取一升，去滓，别以泉水二升煎知母，取一升，去滓，后合和，煎取一升五合，分温再服。

【药物】

百合 味甘，微苦，性微寒。山野生、形小质重者为上品。

药能：滋养强壮，镇咳祛痰退热，利二便，补中益气，清气中之热。

药征：以神经衰弱为目的。

47. 百合病下后

【原文】

百合病，下之后者，滑石代赭汤主之。

【方剂】

百合滑石代赭汤

百合七枚（擘），滑石三钱（碎绵裹），代赭石如弹丸大一枚（碎绵裹）。

上先以水洗百合，渍一宿，当白沫出，去其水，更以泉水二升，煎取一升，去滓，别以泉水二升，煎滑石、代赭石，取一升，去滓，后合和，重煎取一升五合，分温再服。

48. 百合病吐后

【原文】

百合病，吐之后者，用后方主之。

【讲义】

邪在高分，形色声息、脉证俱实者，方用吐法。今吐后变为百合病，知上部受伤，邪扰心，鸡子黄补中益气。

【方剂】

百合鸡子汤

百合七枚（擘），鸡子黄一枚。

上先以水洗百合，渍一宿，当白沫出，去其水，更以泉水二升，煎取一升，去滓，内鸡子黄，搅匀，煎五合温服。

49. 百合病病形如初者

【原文】

百合病，不经吐、下、发汗，病形如初者，百合地黄汤主之。

【讲义】

此发于大病前后，然由汗、吐、下之变如初，是如第一节所示，用地黄清血生液。百合病为虚邪，攻则伤正，补则碍邪，唯有清热润土，正舒邪自消。

【方剂】

百合地黄汤

百合七枚（擘），生地黄汁一升。

上先以水洗百合，渍一宿，当白沫出，去其水，更以泉水二升，煎取一升，去滓，内地黄汁，煎取一升五合，分温再服。中病勿更服，大便当如漆。

50. 百合病变渴者

【原文】

百合病，一月不解，变成渴者，百合洗方主之。

【讲义】

邪热留聚在肺，以肠与肺合，其气相通。

【方剂】

百合洗方

以百合一升，水一斗，渍之一宿以洗身，洗已，食煮饼，勿以盐豉也。

51. 百合病渴不瘥者

【原文】

百合病，渴不瘥者，栝楼牡蛎散主之。

【讲义】

渴不瘥，热盛津份。栝楼根生津止渴，牡蛎引热下行，不使上燥。

【方剂】

栝楼牡蛎散

栝楼根，牡蛎（熬）等份。

上为细末，饮服方寸匕，日三服。

52. 百合病变发热者

【原文】

百合病，变发热者，百合滑石散主之。

【讲义】

百合病原如寒无寒，如热无热，今复发热，是里热外出于肌肤。清里利小便，故以善除肌热之滑石治之，俾热从小便去。

【方剂】

百合滑石散

百合一两（炙），滑石三两。

上为散，饮服方寸匕，日三服。当微利者止服，热则除。

【附注】

治病处方，当视现在之证候，不凭以往之经过，此仲师之大法。今于百合病而云发汗后、下之后、吐之后等，即行处方，有违经旨。百合诸方，虽未闻治验，但神经衰弱症，多有食百合而愈者。盖百合味甘平，微苦，补虚清热，诸方以之为主，而随证加味，不无可取之处。

46 节用知母者，以发汗伤津故也。尤氏谓本方有泄阳之功。

47 节下之后不用知母，而以滑石代赭汤主之者，以重坠之品，随下落之势，用代赭石泄大便，用滑石利小便，则邪自解（使胃气降）。

48 节吐后中虚，用鸡子黄，清补安内之法也。

49 节不经吐、下、发汗，病形如初，是谓其病迁延日久，病形如 45 节所示。凡病涉神经，皆当养血。45 节见口苦、小便赤、脉微数之热证，故取地黄之凉血，除血中之热。百合清肺中之热与全身之阳，气血即治，百脉俱清，虽有虚热，必当自下。服后大便如漆，热除之验也，为百合病正治之法。

50 节病一月不解，变成渴者，邪热留聚在肺之征。浸水外洗者，以皮毛共合，其气相通故也。洗已，食煮饼，粳米、小麦皆除热止渴，勿以盐豉者，今淡食面条，恐味咸耗水而增渴也（煮饼即面条）。

51 节病已成渴，与洗方而渴不瘥。虽热盛津亏，栝楼根苦寒，生津止渴，牡蛎咸寒，引热下行，且能祛水，一滋一镇，有相生相成之妙。

52 节百合病如寒无寒，如热无热，本不发热，今变发热者，是内热使然，用本方使热从小便去也。

《千金方》谓本方治百合病小便赤证，脐下坚急。《外台秘要》同。

53. 百合病治法

【原文】

百合病，见于阴者，以阳法救之；见于阳者，以阴法救之。见阳攻阴，复发其汗，此为逆，见阴攻阳，乃复下之，此亦为逆。

【讲义】

神经衰弱症是虚不是实。45 节云口苦、小便赤、脉数，是热证即见于阳者之谓，而其热由于阴虚，故曰以阴法救之，养阴以退阳。若有寒证，则为见于阴，其寒由于阳虚，故当以阳法救之，清热益气之法也。见阳攻阴，复发其汗，使阴益虚；见阴攻阳，乃复下之，则阳益虚。此皆属逆治，应以《内经》之用阴和阳、用阳和阴法，方为正治。非唯本病，凡虚家治法多如是也。总之，有余之病方可汗下，不足之证只可滋补。

【附注】

百合病共计 9 节，7 方。45 节言证，53 节言法。病属神经衰弱，部位应在于肺，其病因是伤寒热病后所引起，因而致虚者，养阴通阳，可移作大病瘥后调理方。

【习题】

1. 何谓见阴以阳法救，见阳以阴法救？

2. 何谓见阳攻阴，见阴攻阳？

3. 百合病应如何施治，举例以明之。

54. 狐蜮病证及其治法

【原文】

狐蜮之为病，状如伤寒，默默欲眠，目不得闭，卧起不安。蚀于喉为，蚀于阴为狐。不欲饮食，恶闻食臭，其面目乍赤、乍黑、乍白。蚀于上部则声嗄，甘草泻心汤主之。

【讲义】

狐蜮是虫病，盖由湿热久蓄，气血蒸腐，瘀浊而成此病。由伤寒转变，故状如伤寒。伤寒汗、吐、下太过，重亡津液，身体衰弱，故默默欲眠。又以津伤则热甚，遂欲眠而目不得闭，由心烦致卧起不安。毒盛于上，蚀喉为蜮，世称牙疳。每因伤寒余毒致穿腮破唇者，即其类也。毒偏于下，蚀阴为狐，世称下疳。或生斑疹之后，或由疫疬之余肛阴糜烂，均湿热郁蒸之候。湿热余毒浸淫上下，内部脏腑反致枯竭。虫居于内，饥不得安，虫闻食臭，则上下求食；虫动胃虚，则面色无定，是以乍赤、乍黑、乍白；蚀于上部，则咽干声嗄，甘草泻心汤主之。古人谓本方苦辛杂用，足胜杀虫之任。

【附注】

凡急性热病，多状如伤寒。本节以咽喉或阴部糜烂为主证，注家有谓以病人精神恍惚，定名狐蜮。总因病毒不得排除使然，盖伤寒之后遗症也。

中医之治急性传染病，每于前驱期服药而愈，不待查其病原，无法证明某方为某病之特效剂。且有每遇传染病偏用寒凉，致病毒隐匿不透，每致并发症、后遗症迭见，预后极不良，此吾辈当极应注意者也。

按：本方为健胃杀虫、祛毒甘缓之剂，扶正兼祛邪之法。

【方剂】

甘草泻心汤（方见《伤寒论》）。

【习题】

1. 狐蟚是何病证?

2. 本方方义为何?

55. 苦参汤洗法

【原文】

蚀于下部则咽干，苦参汤洗之。

【方剂】

苦参汤

苦参一升。

以水一斗，煎取七升，去滓，熏洗，日三服。

又方：苦参半斤，槐白皮、狼牙根各四两。

锉，以水五升，煎三升半，洗之。

【药物】

苦参 味苦，性寒，解热药。

药能：去湿热，杀虫，内服健胃。

药征：郁热在里，四肢苦烦热者。

调剂：本药为有力之解热药，四肢烦热为其准确证候。然大苦寒，不适于虚证。

槐白皮 味苦，性平，消痰药。

药能：浴男子阴疝，卵肿，洗五痔恶疮，烫火伤。

药征：烂疮，喉痹，寒热，皮肤不仁。

调剂：煎膏，止痛，长肉，消肿。

狼牙 又名狼牙根，味苦，性寒，有毒。

药能：治邪气，热气，疗疮痔，煎汁洗恶疮。

56. 雄黄熏法

【原文】

蚀于肛者，雄黄熏之。

【方剂】

雄黄。

上一味，为末，筒瓦二枚，合之烧，向肛熏之。

【药物】

雄黄 味苦平，性寒，有毒，解毒杀菌药。

药能：杀虫杀菌，燥湿，疗疥癣，解毒，治痔疾。

黄芪 味甘，性微温，强壮药。

药能：强实皮肤，祛肌表水毒，止汗利尿，治身体不仁。

药征：黄汗，盗汗，身重及不仁。

调剂：身体虚弱，皮肤营养不良，使水毒停于皮肤及皮下组织内而成诸证，适用本药。

57. 赤小豆当归散证

【原文】

病者脉数，无热，微烦，默默但欲卧，汗出。初得之三四日，目赤如鸠眼，七八日，目四眦黑。若能食者，脓已成也，赤小豆当归散主之。

【讲义】

脉数主热主疮，今外无身热，而内有疮热，疮热在阴，阴血伤，故默默但欲卧。因热而烦，因烦而汗出。其病初得之三四日，目赤如鸠眼者，是热蓄充血，故眦络赤。七八日，热瘀血腐，故眦络黑。若不能食，其毒尚伏于里。若能食，则脓已成也。今毒不在里而在阴肛，肉烂肌腐而脓成。本方为治痈脓已成之剂，大肠肛门排脓消肿之主方。

【附注】

注家有以本方属狐蟚病者，又有谓属阴阳毒者，总是温热温毒之病。或集中局部，或弥漫上下，不腐化而为虫，则积聚而为痈，不发于身面，则发于阴肛。以病机自然之势，盖与狐蟚阴阳毒同源异流者欤。

【方剂】

赤小豆当归散

赤小豆三升（浸令芽出，曝干），当归三两。

上二味，杵为散，浆水服方寸匕，日三服。

按：本方治肠痈便毒及下部恶血诸证，故治先血后便之近血。

58. 阴阳毒证治

【原文】

阳毒之为病，面赤斑斑如锦文，咽喉痛，唾脓血。五日可治，七日不可治，升麻鳖甲汤主之。

【方剂】

升麻鳖甲汤

升麻二两，当归一两，蜀椒一两（炒去汗），甘草二两，鳖甲手指大一片（炙），雄黄半两（研）。

上六味，以水四升，煮取一升，顿服之，老小再服。取汗。

【药物】

升麻 味甘苦平，性微寒，解毒药。

药能：升清降浊，散风解毒。升提药，疮疡药。

药征：解百毒，辟瘟疫。

调剂：凡阴虚火炎，上实下虚者禁用。忌火。

鳖甲 味咸，性平，祛瘀药。

药能：补阴，消癥瘕，除寒热、痔核恶肉，小儿胁下坚，堕胎，扑损瘀血。

59. 阴毒证治

【原文】

阴毒之为病，面目青，身痛如被杖，咽喉痛。五日可治，七日不可治，升麻鳖甲汤去雄黄蜀椒主之。

【讲义】

古人所谓阳毒，邪在阳分，在表显；阴毒，邪在阴分，在表不显，皆用辛温升散之品，以发其蕴蓄不解之邪。阳邪利于速散，阴邪不可过劫。阴阳毒证以咽痛发斑为主证，以色赤、色黑为分别。五日可治，言至迟也，七日不可治，言其速也。巢氏《诸病源候论》云：辨阴阳毒病者，始得病时，手足指冷者为阴，不冷者为阳。若冷至二三寸者病微，至肘膝者为病极，遇此难治。有初病便有毒者，或服药不瘥，经日变成毒者，其候见身重背强，咽喉痛，糜粥不下，毒气攻心，心腹烦疼，短气，四肢厥逆，呕吐，体如被杖，发斑赤色者吉，黑色者凶。又阴阳二气偏虚则受于毒。若病身重，腰脊痛，面赤斑出，咽喉痛或下利狂走，此为阳毒。若身重背强，短气，呕逆，唇青面黑，四肢逆冷，为阴毒。二者皆宜急治，迟则危。

按：阴阳毒病，即后世所谓发斑。其机能亢盛属实热者，为阳毒阳斑。机能衰弱属虚寒者，为阴毒阴斑。阳毒宜清下，阴斑宜温补，俱忌发汗，但病因不一，见证亦异。应随证与化斑汤（即人参白虎汤用糯米加萎蕤）、附子饮（附子、肉桂、当归、白术、半夏、干姜）、正阳丹（干姜、附子、甘草、皂角、麝香）、阳毒升麻汤（升麻、甘草、犀角、干姜、黄芩、人参）等，较为切当。但本方用于疫毒斑疹，喉痹急证，全治甚多，志之以备参考。

《肘后》《千金方》：阳毒用升麻汤，无鳖甲，有桂；阴毒用甘草汤，无雄黄。

疟病脉证治第四

60. 疟脉及治法

【原文】

师曰：疟脉自弦，弦数者多热，弦迟者多寒，弦小紧者，下之差，弦迟者，可温之，弦紧者，可发汗、针灸也。浮大者，可吐之，弦数者，风发也，以饮食消息止之。

【讲义】

疟病有热者多，有寒多者，有里多可下者，有表多可汗吐者，有热极生风者，当各随其脉而施治。疟脉常弦，属少阳之脉，故其治多从少阳。论脉法，大为阳，小为阴，紧为寒脉，小紧则为寒在阴分，阴不可从表解，故曰下之差。数为热，迟为寒，迟主正虚，故弦迟者可温之。弦紧属寒脉，不言沉小，知寒不在阴分，故可发汗针灸也。疟脉皆弦，今忽浮大，知邪在上，病在上引而越之，故曰可吐。弦数，前曰多热，今曰风发，盖多热不已。热极生风，知风为热，风生最易传热于胃，致耗津液，故可饮食消息之，止其致热之因。若梨汁蔗浆，生津止渴之属，皆可用之，即《内经》所谓风淫于内，治以甘寒之旨也。

【附注】

本病在 1880 年，法医拉菲兰氏（Laveran）在疟病患者血中发现疟原虫，其后知此虫入人之赤血球，有很大的破坏性。发病时，始恶寒，既发热，终则热退。原虫种类不同，发病情形各异，故疟有每日发、间日发、三日发。若见脉弦数多热者，即白虎加桂枝汤、柴胡去半夏加栝楼汤证也。弦小紧者，下之差，或鳖甲煎丸之证也。弦迟者，可温之，即柴胡桂枝干姜汤证也。弦紧者，可发汗，牡蛎汤证也。浮大者，可吐之，蜀漆散证也。凭脉施治，虽非仲师之法，以胆寒热，或可有济。治疟之法，本章备矣。

【习题】

解释本节各脉象。

61. 疟病证治

【原文】

病疟，以月一日发，当十五日愈；设不差，当月尽解；如其不差，当云何？师曰：此结为癥瘕，名曰疟母，急治之，宜鳖甲煎丸。

【讲义】

病疟，一日发，十五日愈，谓疟病或有不服药，节气一更而自愈也。设不差，当月尽解者，谓节气再更而自愈也。但事实上并不尽然，设一月不差，师曰：此为癥瘕，名曰疟母，即以鳖甲煎丸治之，行气逐血，一日三服。《内经》曰：治有缓急，方有大小。今乘其未集而击之，此急治之大方。

【附注】

疟母与西医所谓脾脏肿大相似，患急性热病者往往见之，疟病尤甚。发热则肿，按之坚痛，热退则肿消。唯疟母病久而肿不消，肿不消则疟不差。盖疟原虫于热退后血液中虫迹更少，反于脾脏骨髓等深处分裂生殖，故脾肿不消，久疟不瘥也。

脾脏之肿大，原因曰疟原虫，而其结果则引起脾动脉生血栓，或竟栓塞。今以本丸治疟母，方中多行血消瘀之品，溶解血栓，排除瘀血，即《内经》所谓坚者消之，结者行之，盖原因治疗法也。

【方剂】

鳖甲煎丸

鳖甲十二分（炙），乌扇三分（烧，即射干），黄芩三分，柴胡六分，鼠妇三分（熬），干姜三分，大黄三分，芍药五分，桂枝三分，葶苈一分（熬），石韦三分（去毛），厚朴三分，瞿麦二分，紫葳三分，半夏一分，人参一分，䗪虫五分，阿胶三分（炙），蜂巢四分（炙），赤硝十二分，蜣螂六分（熬），桃仁二分。

上二十三味，为末，取煅灶下灰一斗，清酒一斛五升，浸灰，候酒尽一半，着鳖甲于中，煮令泛烂如胶漆，绞取汁，内诸药，煎为丸，如梧子大，空心服七丸，日三服。

【药物】

乌扇 （即射干，消炎解凝有强力）味苦，性寒有毒。缓泻下药。

药能：泄实火，消肿，去结痰，消瘀血结核疝疟，通经闭，利大肠。

药征：痰结有声而发哮喘，或积痰瘀血而有结核之证候者。女人经闭。疟疾。

调剂：本药为缓下药，且其消炎解凝作用甚强，故用于一般热结证，大便溏者慎用。

鼠妇 味酸，性温，通瘀药。形如衣鱼，稍大，青灰色，胸为七节，居湿地。

药能：破血瘀，消癥瘕。堕胎久疟，利水。

主治：气癃不得小便，妇人月闭，惊痫血病。

石韦 味辛微甘，性平，利尿药。

药能：消肿，利小便，止烦益精，治劳热邪气、尿道炎、膀胱炎、小便尿血、淋痛。

牡丹皮 味辛苦，性微寒。祛瘀药（消炎止血）。

药能：消炎散结，通经脉，破积血，凉血，止吐衄血证。

药征：小腹肿痞，按之疼痛而有凝血者，或漏下不止，及一般血证，或产妇难产，恶露停滞而心腹疼痛者。

调剂：本药之作用类似桃仁，故其药征亦仿佛。所异者，桃仁以祛瘀血、镇痛缓下作用为优，本药以消炎止血作用为优，故癥瘕之证多用桃仁，漏下之证多用本药。

瞿麦 味苦，性寒，通经利尿药。

药能：利尿通淋，清热破血，明目去翳，坠胎，下血，养肾，逐膀胱邪气。

药征：小便癃闭。

紫葳 即凌霄花，味酸，性微寒，通经药，利尿。

药能：治崩中、癥瘕、血闭，养胎，除寒热、羸瘦、酒齇。

药征：血热，血瘀。

䗪虫 味咸，性寒，有毒。祛瘀药。

药能：破坚，下血痹，驱血积、癥瘕，通月水。

药征：久瘕积结，腹皮强急，或肌肤甲错而脐下痛不可忍者。

调剂：本药祛瘀血，较桃仁、丹皮为强。陈旧之癥瘕，以其破坚下血之功较二药为强，故产后腹痛有干血者，或久瘕积聚，及一般久瘀血证，均以本药主治。

蜂巢 即露蜂房，味甘，性平，有毒。解毒药。

药能：祛风，杀虫，解毒，疗疮，洗乳痈。

药征：惊痫，瘈疭，蛊毒，肠痔。

调剂：遗尿，失禁，烧灰酒服。脐风湿肿，久不瘥者，烧灰服之效。

硝石　即赤硝，味苦，性寒。

药能：消炎，利尿，解凝。

药征：一身悉黄，五脏如水状，大便黑，时溏者。

蟅螂　味咸，性寒，有毒。除热药。

药能：破癥瘕，治癫痫、惊痫，坠胎。

药征：小儿惊痫，瘈疭，腹胀寒热，奔豚。小儿疳蚀，捣丸塞下部，引痔虫出。

调剂：和干姜敷恶疮，内服非虚人所宜。

62. 瘅疟证

【原文】

师曰：阴气孤绝，阳气独发，则热而少气烦冤。手足热而欲呕，名曰瘅疟。若热不寒者，邪气内藏于心，外舍分肉之间，令人消铄肌肉。

【讲义】

阴气虚者，阳气必发。孤绝，虚之甚也。无阴则阳独，故曰孤发。发则足以伤气耗神，故少气烦闷。四肢为诸阳之本，热盛则手足心热，热干于胃，则欲呕，此名瘅疟。瘅疟为阳邪，古人以心主火为阳脏，两阳相遇，其气内通于心，其邪外舍分肉，肌肉为阴，阳极则阴消，所谓消铄肌肉者是也。

【附注】

古人以体温名卫气，又以肺主气，故体温亢盛者，多谓肺热。心主火为阳脏，古人以疟之但热不寒者，谓之邪气内感于心，故后人以瘅疟为心肺之病。

瘅者，热也。瘅疟者，疟疾中之属于热性者也。体温之放散，以上半身为多。本证为津液亏损，体内之脂肪蛋白多分解消耗，故令人脱肉。

【习题】

试述瘅疟之脉证治法。

63. 温疟脉证及治法

【原文】

温疟者，其脉如平，身无寒，但热，骨节烦疼，时呕，以白虎加桂枝汤主之。

【讲义】

疟论以先热后寒为温疟，但热不寒为瘅疟。《金匮》两证皆但热不寒，经云疟脉自弦，今曰如平，脉不弦也，身无寒但热，时呕，与上节之证无异。唯骨节疼烦是邪由表入，本节于白虎汤中加桂枝，兼治风热，似上节则宜以白虎汤专力清热为治，因无骨节疼烦，故无取于桂枝也。

【附注】

本节为热性疟疾，兼骨节疼烦者，犹应注意时呕一证。古人常以本方治热疟之有呕者，宜先以冷水试之，喜冷则可以白虎，得冷则呕吐稍止，即与本方之时呕相合，则治无不验也。温疟本无寒，服汤后多先寒后发热，汗出而解，服药先微寒为中病，此不可不知也。

【方剂】

白虎加桂枝汤（即白虎汤加桂枝三钱去皮）。

【习题】

1. 温疟应见何症？

2. 本节与上节治法应否相同？有无区别？

64. 牡疟证及治法

【原文】

疟多寒者，名曰牡疟，蜀漆散主之。

【讲义】

牡疟多寒，非真寒也，乃阳气为痰饮所闭，不得外出肌表，内伏于心所致。心，牡脏也，故名牡疟。蜀漆，常山苗也，能吐疟之顽痰，痰祛则阴阳自和，故以本方主之。

【附注】

《外台》拟作牝疟，盖以牝属阴，以外证多寒无阳，故作牝疟。

【方剂】

蜀漆散

蜀漆洗去腥，云母烧二日夜，龙骨等分。

上三味，杵为散，未发前，以浆水服半钱。温疟加蜀漆半分，临发时，服一钱匕。

【药物】

云母 味甘，性平，杀虫药。强壮剂。石类，性柔有弹力。

药能：杀虫，杀菌，治疟疾、疮疡、痈疽、身皮死肌、肺结核、动脉硬化。

调剂：入胃有中和酸液之能，使胃内过多盐酸化为有用之消化酵素。一部分至小肠，使被吸收而入血，增加白血球之繁殖，血液之凝固力加大，能使被结核菌侵腐之周围包围，减其蔓延力。

按：本方用以截疟，无论寒多热多，但脐下有动者皆数。若胸腹有动者，加牡蛎。唯截疟须于疟发三五次之后行之，截早则有后遗病，使用奎宁亦可，当遵此法。又须于发前一二小时服药为佳。

附:《外台秘要》三方

牡蛎汤，治牡疟。

牡蛎、麻黄各四两，甘草二两，蜀漆三两。

上四味，以水八升，先煮蜀漆麻黄，去上沫，得六升，内诸药，煮取二升，温服一升。若吐，则勿更服。

柴胡去半夏加栝蒌根汤，治疟病发渴者，亦治劳疟。

柴胡八两，人参、黄芩、甘草各三两，栝楼根四两，生姜三两，大枣十二枚。

上七味，以水一斗二升，煮取六升，去滓，再煎取三升，温服一升，日三服。

柴胡桂姜汤，治疟寒多微有热，或但寒不热。

方见《伤寒论》太阳中篇。

《医通》云：小柴胡汤本阴阳两停之方，可随疟之进退加桂枝、干姜，则近而从阳，若加栝楼、石膏，则退而从阴，可类推矣。

中风历节病脉证治第五

65. 风与痹证辨

【原文】

夫风之为病，当半身不遂，或但臂不遂者，此为痹。脉微而数，中风使然。

【讲义】

《内经》言风病往往与痹合论，盖风乃阳病，脉多浮缓，痹为阴病，脉多沉涩。今脉微动而数，微者气虚，数者邪气盛，故因虚而中风者，脉必微弱，因热而生风者，脉必数急。风彻上下，故半身不遂；痹闭于一处，故但臂不遂。风重而痹轻，风动而痹者，中风使然者，谓痹病亦由中风而起，但以风为阳，痹为阴，有所不同耳。

【附注】

半身不遂，病在大脑。但臂不遂，病在脊髓或末梢神经，其症或运动不能自如，或麻木抽掣疼痛。病在大脑则对侧之半身不遂，病在颈髓胸髓之一侧，则本侧之上肢不遂。病在腰髓尾骨髓之一侧，则本侧之下肢半身不遂，故半身不遂之风病在大脑，但臂不遂之痹病在脊髓也。大脑病肌肤无变性萎缩，脊髓病则肌肤有变性萎缩，因肌肤之营养神经出于脊髓，不出于大脑，故脊髓病。其所辖之肢体肌肤必营养障碍，有变性萎缩也。

中风病证，为口眼㖞斜，卒然晕倒，痰壅肢厥，幸而得苏，则半身不遂。多于十年内再发，再发则不救。西医名为脑溢血，往往因心脏麻痹而死，幸不致死，即成半身不遂。脑充血虽亦有不省人事者，然致命者少，醒后如初。

【习题】

1. 中风与痹症在病理上有何区别？

2. 脑溢血与脑充血之异同安在？

66. 中风脉证

【原文】

寸口脉浮而紧，紧则为寒，浮则为虚，寒虚相搏，邪在皮肤。浮者血虚，络脉空虚，贼邪不泻，或左或右，邪气反缓，正气即急，正气引邪，㖞僻不遂。邪在于络，肌肤不仁；邪在于经，即重不胜；邪入于腑，即不识人；邪入于脏，舌即难言，口吐涎。

【讲义】

寸口指三部而言，脉浮紧为风寒初感之诊。紧则为寒，指邪而言。浮则为虚，指正而言。邪盛正虚，相搏于皮肤，其结果为卫外不足，贼邪不泻。正虚指血而言，血虚无以充灌皮肤，故脉络空虚。或左或右者，言邪随其空处而留着。邪气反缓，正气即急者，言受邪之处筋脉不遂，故见缓。无邪之处正气反盛，而见急。缓者为急者所引，则口眼㖞僻，肢体不遂，是以左㖞者，其邪反在右，右㖞者，其邪反在左。然或左或右，邪正有缓急之殊，为表为里。邪入有经络脏腑之别，络浅而经深，络小而经大。邪入于络，病在肌肤，邪入于经，病连筋骨，甚而入腑，更甚而脏，邪入逾深，神昏于内，故不识人。诸阴连舌本，故舌即难言，而涎自出也。

【附注】

中风属神经系统实质病变，风从外入，或风自内生，为其病因耳。本节所谓，专指风从外者而言，络指浅层血管。经指深层血管。不仁较轻，故属于络脉，重不胜较重，故属于经脉。脑出血病，由于动脉硬化，或因大脑动脉之粟粒形成动脉瘤。凡衰老、饮酒、梅毒、铅中毒、痛风、慢性肾炎、心脏肥大、心内膜炎等，及大喜大怒、过饱温浴等，皆为脑出血之诱因。大脑皮质受出血灶之压迫，故神昏卒厥，及出血止，病灶收缩，废物渐被吸收运走，大脑皮质减轻压迫。

然病灶未消，则口眼㖞斜、半身不遂之症终不能恢复。运动神经与知觉神经常混合一处，其中枢亦在大脑，故不遂之半身常不仁。舌下神经及颜面神经因麻痹而见舌难言、口吐涎等症。前贤言中风之因，学说不同：河间主火，东垣主虚，丹溪主寒，此三说者，今多宗之。

且有得大剂甘凉而病减，或除痰补益则病愈，此乃中风之并发症，不可认为中风之本症也。

67. 侯氏黑散证

【原文】

侯氏黑散治大风，四肢烦重，心中恶寒不足者。

【讲义】

大风谓卒倒之后风邪直侵脏腑。脾主四肢，邪困于脾，则四肢烦重。阳气虚则心中恶寒不足。风虽阳邪，在未化热之先，固无热象。

【附注】

本节文法，先出方名，后言证治，似与经例不符。以药测方，有白术之吸收，桔梗之排脓，菊花引之上行，以治脑出血。且参、苓健胃，干姜、白术温中，自能补气。防风、细辛协菊花，能驱表里之风。归芎宣血养血。矾石化痰除湿。牡蛎收阴镇悸。黄芩以阻风化之热。桔梗更有开提之力，使大气得转。桂枝导引诸药，而开痹行着。更以酒引群药，主周身之经络为使。故本方为健脾胃、补气血、化痰除湿、镇悸清热、开痹通经之方，以之治神经不遂，当能有效，惜无治验。使用本方，要以阳虚邪重之中风为准可也。

【方剂】

侯氏黑散

菊花四十分，白术十分，茯苓三分，牡蛎三分，桔梗八分，防风十分，人参三分，矾石三分，黄芩五分，当归三分，干姜三分，川芎三分，桂枝三分。

上十四味，杵为散，酒服方寸匕，日一服，初服二十日，温酒调服。禁一切鱼肉大蒜，常宜冷食，六十日止，即药积腹中不下也。热食即下矣，冷食自能助药力。

此方孙奇等所附祛风除热、补虚下痰俱备，盖中风之病莫不由是"先治血"。

【药物】

菊花　味苦甘，性平。清凉药。

药能：清头部风热，解毒明目。

药征：头眩，疔疮。

防风　味辛甘，性微温。发散药。

药能：治头痛，目眩，脊痛项强，肢挛身痛，风湿疮疡。

药征：脊强肢挛，疼痛甚而因风湿所致者。

矾石　味酸，性寒。收敛药。

药能：止血消炎，催吐，防腐，杀虫，燥湿，镇降血腾，填窍息风。

药征：脚气萎弱不仁上冲心者。

当归 味苦，性温。祛瘀药。

药能：和血，除血寒，排脓止痛，助心散寒。治妇人一切血证，使血气各有所归，故名。

药征：漏血，下血，一般瘀血腹痛，体倦萎黄。

川芎 味辛，性温。祛瘀药。

药能：温中，壮筋骨，调血，排脓，生肌。

药征：同当归，行血用之。

【习题】

1. 本方主治何证？
2. 分述本方各药物功用。

68. 中风不同之脉证

【原文】

寸口脉迟而缓，迟则为寒，缓则为虚，营缓则为亡血，卫缓则为中风，邪气中经，则身痒而瘾疹。心气不足，邪气入中，则胸满而短气。

【讲义】

寸口指脉之三部而言。迟者数之反，缓者紧之反。迟属不及，为寒，故曰迟则为寒；缓则无力，为虚，故曰缓则为虚。荣行脉中，故缓中见沉，主亡血；卫行脉外，故缓中见浮，为中风。此卫在表而营在里，卫主气而营主血者是也。今经不足而风乘之也，为邪气中经。血本虚而为风所动，其结果血动则身痒，血滞则瘾疹，此邪正纷争于外之征。若心气不足，正气不能御邪，进扰于胸，致大气不转，津液化为痰涎，则胸满而短气，此邪气乘虚入内之征也。

【附注】

中风为正虚邪乘之证，外中则伤及营卫，内入则累及气血，故治法有解表建中之异，有扶气助血之殊。有分治者，有合治者，要以人体之不同，须体会随证施治之妙。

【习题】

1. 中风脉象 66 节云浮紧，本节云迟缓，试述其理。

2. 本节与 66 节之区别安在？

69. 风引汤证

【原文】

风引汤，除热瘫痫。

【附注】

瘫痫证，后世所谓瘈与搐搦，为神经系统常见之症。小儿患急性热病，常发痉挛，俗谓急惊风，成人名风引，俗名动肝风。唯此证多见于流行性传染病，今之流行脑膜炎颇多近似，姑志之以备参考。

【方剂】

风引汤

大黄、干姜、龙骨各四两，桂枝三两，甘草、牡蛎各二两，寒水石、滑石、赤石脂、白石脂、紫石英、石膏各六两。

上十二味，杵，粗筛，以韦囊盛之，取三指撮，井花水三升，煮三沸，温服一升。

【药物】

寒水石 又名凝水石，味辛性寒。清热药。

药能：明目，固齿，凉血，降火，疗烫火伤。

白石脂　味甘酸，性平。收敛药。

药能：养肺气，厚肠，补骨，排痈疽痔疮。

紫石英　味甘辛，性温。

药能：镇怯，润枯，养心，益肝，治寒热邪气。

70. 防己地黄汤证

【原文】

防己地黄汤，治病如狂状，妄行，独语不休，无寒热，其脉浮。

【附注】

如狂，独语，若身热脉大，则属阳明。若脉浮，发热恶寒，则属表证。今无寒热，其脉浮，属血虚生热，邪并于阳之征。桂枝、防风以散阳邪，防己利湿，地黄除血热。总之，本证胸有痰热，相感而动风。《千金》列本方在风眩门，系官能性神经系统病，俗名羊痫风，故古人常以本方治血中之风。

【方剂】

防己地黄汤

防己一分，桂枝、防风各三分。

上四味，以酒一杯，渍之一宿，绞取汁，生地黄二斤，哎咀，蒸之如斗米饭久，以铜器盛药汁，更绞地黄汁，和分再服。

【附方】

防己地黄汤

治语狂错，眼目霍霍，或言见鬼，精神昏乱。

防己、甘草各二两，桂心、防风各三两，生地黄五斤，别切，勿合药渍，疾小，轻用二斤。

上四味，㕮咀，以水一升，渍一宿，绞汁着一面，取滓，着竹箅上，以地黄着药滓上，于五斗米下蒸之，以铜器承取汁，饭熟，以向前药汁合绞取之，分再服。

头风摩散，《千金》作头风散。

大附子一枚炮，盐等分。

上二味，为散，沐了，以方寸匕，以摩疾上，令药力行。

按：盐去皮肤风。

《三因》附子摩头散

治因沐头中风，多汗恶风，当先风一日而病甚，头风不可以出，至日则少愈，名曰首风。

71. 历节脉证

【原文】

寸口脉沉而弱，沉即主骨，弱即主筋，沉即为肾，弱即为肝。汗出入水中，如水伤心，历节黄汗出，故曰历节。

【讲义】

肾主水，骨与之合。脉沉者，病在骨也。肝藏血，筋与之合。脉弱者主血虚，病在筋也。沉弱主骨主筋，病则在肾在肝。又《内经》云：汗为心液，故汗出影响心脏甚巨。今汗出入水，其汗为水所阻，聚而成湿，湿郁久而为热，湿热相蒸，黄汗自出。唯其证郁于上焦，则为黄汗。若并伤筋骨，其黄汗出自历节者，则为历节。知历节与水气篇中之黄汗病，殆为同源异流者欤。

【附注】

历节病由血气衰弱，为风寒所侵，气血凝滞，不得流通，关节之筋，无以滋养，正邪相搏，历节悉痛。今风乘虚入，致腠理疏，而汗自出，此风中于血气衰弱之身，病变见于历节而成。不言身痛者，省文也。

兹将黄汗历节两证比较如下：

黄汗：主证为肿，客证为痛，肿遍全身，汗遍全身。

历节：主证为关节肿痛发热，独足肿大，汗在痛处。

按：本证为病原体不明之传染病，与脓毒性、淋球菌性等关节炎 似是而实非，又与痛风亦颇多似处。盖痛风系新陈代谢病，因体内尿酸过多，侵及关节而疼痛，昼轻夜重。此数证者，在临床上颇难鉴别。

72. 历节脉象之一

【原文】

跌阳脉浮而滑，滑则谷气实，浮则汗自出。

【讲义】

跌阳是胃脉，胃内素积酒谷湿热而招风邪，风邪内侵，跌阳脉浮。水谷为病，脉必见滑。若内湿与外风相蒸，风热外越者，津液随之，故汗自出。

【附注】

此亦历节之脉，因谷气盛，蒸湿外出以作汗。上节言血气凝滞，不得流通，关节诸筋无以滋养；本节仅言汗出之故。上节言热为湿郁，本节言湿为热蒸。

73. 历节脉象之二

【原文】

少阴脉浮而弱，弱则血不足，浮则为风，风血相搏，即疼痛如掣。

【讲义】

少阴，心肾脉也。血弱被风，为历节疼痛之病因。知阳明谷气盛者，风能与汗而偕出；少阴血不足者，风遂闭着而疼痛也。

【附注】

本节盖血为风病之证，并言疼痛之病因。

74. 历节脉证

【原文】

盛人脉涩小，短气自汗出，历节痛不可屈伸，此皆饮酒汗出当风所致。

【讲义】

盛人是肥胖丰厚之人，外盛者中必虚，故胖人多气虚也。虚者必短气，多汗，汗出风入筋骨之间，遂成历节疼痛。且酒客湿本内积，汗出当风，湿又外郁，风湿相合，内外相召，流入关节，历节痛作矣。

【附注】

统观以上各节，汗出入水者，热为湿郁也。谷气足汗自出者，湿为热蒸也。风血相搏者，血为风动也。饮酒汗出当风者，风湿相合也。历节病因各有不同，从虚所得则一致也。

【习题】

试述历节之病因及脉证。

75. 桂枝芍药知母汤证

【原文】

诸肢节疼痛，身体尪羸，脚肿如脱，头眩短气，温温欲吐，桂枝芍药知母汤主之。

【讲义】

湿热在里，风邪乘之而历节成，亦行痹痛痹之属。总以风寒湿三气杂至，合而所发，郁而成热，痛久则邪盛正虚，身体短小瘦弱，故曰尪羸。痹气下注则脚肿如脱；湿上甚而为热，热上甚而引风，风上甚而耗气冲胸，头眩短气；扰胃则温温欲吐。本证乃表里上下皆痹。

【附注】

本证久不愈，往往变为鹤膝风。鹤膝风多属慢性关节炎。本证则属急性关节炎，或为脓毒性，或为淋球菌性，或为梅毒性。以桂枝、防风、麻黄、生姜之辛燥治风治湿，白术、甘草之甘平补中健肠，芍药、知母之酸寒苦寒生血清热，本方为风湿热三邪并除之法也。

附子在本方中走湿邪于经络之中，助麻桂以驱逐之，非专为温经，且胖人阳虚者多，不助其阳，邪在筋骨间者，必无由出。若瘦人阴虚者，加芍药、减附子以为治，勿嫌其辛温，而不敢施于历节血虚内热证也。

【方剂】

桂枝芍药知母汤

桂枝四两，芍药三两，甘草二两，麻黄二两，生姜五两，白术五两，知母四两，防风四两，附子二枚（炮）。

上九味，以水七升，煮取二升，温服七合，日三服。

76. 黄汗历节辨

【原文】

味酸则伤筋，筋伤则缓，名曰泄；咸则伤骨，骨伤则痿，名曰枯；枯泄相搏，名曰断泄。营气不通，卫不独行，营卫俱微，三焦无所御，四属断绝，身体羸瘦，独足肿大。黄汗出，胫冷。假令发热，便为历节也。

【讲义】

本节承前七十一节，论气血病关系肝肾。《内经》云：酸入肝，肝主筋，咸入骨，肾主骨，过食则伤。味酸伤筋者，伤则缓慢不收，肝气不敛，故名曰泄。咸则伤骨者，骨伤则髓竭精虚，肾气萎惫，故名曰枯。枯泄相搏者，盖以肾气不荣，肝复不敛气血。吾人生气沉衰，甚则根消源断，故曰断泄。饮食伤阴，营先受之，乃营气不通。营卫相依，营伤卫不能独治，久之则营卫俱微。微则三焦无所统御之气血更无以充足四肢，故曰四属断绝，身体羸瘦。在下之阳气虚甚，则足肿胫冷，在里之中气郁滞，则热而黄汗出。凡此皆阴分为病，气血虚弱所致。黄汗与历节同属气血弱之病因。唯历节病表兼湿邪，故见发热，或肢肿而痛，此两证当于此辨之也。

营气不通者，血液循环障碍也。卫不独行者，体温不能适当传达也。体温随血液以传达全身，血循环障碍，则体温之传达亦受障碍，且营气不通则营养不足，卫不独行则机能衰弱，于是组织中体液缺乏，淋巴液来源不足。此营卫俱微，三焦无所统御也。

77. 乌头汤证

【原文】

病历节，不可屈伸，疼痛，乌头汤主之。

【讲义】

此治寒湿历节之方。经云：风寒湿三气合而为痹。本证风少而寒湿多，闭于关节，疼痛不可屈伸，此即寒盛者为痛痹是也。

【方剂】

乌头汤

麻黄、芍药、黄芪各三两，甘草三两，川乌五枚（哎咀，以蜜二升，煎取一升，即出乌头）。

上五味，哎咀四味，以水三升，煮取一升，去滓，内蜜煎中，更煎之，服七合。不知，尽服之。

蜜制留而不走，麻黄通阳散寒，芍药引入阴分，黄芪、甘草培正，逐寒湿。

【药物】

乌头　味辛，性热，有大毒。强壮药。

药征：本药与附子性效相同。

调剂：本药得蜜，头眩剧而奏效宏。盖蜜主治结毒急痛，兼逐诸药之毒（前贤以蜜为解毒润燥）。

【治验】

历节脚肿痛，或自汗盗汗，或身重肢厥。阴缩者，或阴囊偏大，或足弱瘫痪，或腹满便秘，或有血证之变者，均可随症加味。又阴疽亦可用本方，较桂芍知母汤之力剧，治历节初起之剧证奇效。

78. 矾石汤证

【原文】

矾石汤，治脚气冲心。

【讲义】

脚气病为湿伤于下，气冲于上。古无是病，晋宋以前名为缓风，本节恐非经文。

西医所谓脚气，其原因有由于传染者，有由于日常食物中缺少维生素乙，致新陈代谢机能病而呈自家中毒，其症多见体倦肌痛，肢肿，胸满，心悸，食少，便秘，脉微等。若不内服药，未必见效，且《活人书》称，脚气用汤洗为大禁，姑存其说，用备参考。

【方剂】

矾石汤

矾石二两

上一味，以浆水一斗五升，煎三五沸，浸脚良。

【药物】

矾石 （明矾）味酸，性寒。

药能：收敛止血，消炎，催吐，防腐，杀虫，燥湿，坚骨齿，去鼻中息肉。

药征：脚气萎弱不仁而上冲心者，阴蚀，恶疮。

79. 血痹病因

【原文】

问曰：血痹病从何得之？师曰：夫尊荣人，骨弱肌肤盛，重因疲劳

汗出，卧不时动摇，加被微风，遂得之。但以脉自微涩，在寸口、关上小紧，宜针引阳气，令脉和紧去则愈。

【讲义】

历节属伤气，气伤痛，故疼痛。血痹属伤血，血伤肿，故麻木。历节言邪聚气分，血痹言邪聚血分，总以正衰邪乘为主。尊荣之人，素食甘肥，外盛内虚，不任疲劳，劳则汗出，汗出则腠理开，卧被微风，亦易成病，不必风寒湿气杂至始病。自被微风，血凝不流，施针以引风外出，助正驱邪。盖神经必赖体温煦之，血液濡之。今脉微涩，是因血行滞涩。寸关小紧，是浅层动脉收缩，则体温不得随血以达肌表。寸关主病在外，亦即末梢知觉神经麻痹之候。凡官能性疾病，其实质无大变化者，用针引气血，确能收敛甚速，更有治血痹以驱逐瘀血水毒为治者，扶正驱邪之法虽有殊，要视虚实之程度善为选用，凭证而定，不可执一。

【习题】

历节与血痹病因之异同点安在？

80. 黄芪桂枝五物汤证

【原文】

血痹阴阳俱微，寸口关上微，尺中小紧，外证身体不仁，如风痹状，黄芪桂枝五物汤主之。

【讲义】

此承上节，更详脉象，寸关微，尺小紧，合而观之，微主气虚，涩主血滞，小紧主邪气，血痹应有如是之脉象也。血痹外证，亦有身体顽疼，故曰如风痹状。但风痹顽麻疼痛兼有，血痹则唯顽麻而无疼痛，历节则唯疼痛而不顽麻，此三病之区别也。

【方剂】

黄芪桂枝五物汤

黄芪三两，芍药三两，桂枝三两，生姜六两，大枣十二枚。

上五味，以水六升，煮取二升，温服七合，日三服。

81. 虚劳病

【原文】

夫男子平人，脉大为劳，极虚亦为劳。

【讲义】

虚劳是因劳而虚，因虚而病。平人是形如无病之人。经云：脉病人不病者是也。劳则体瘦于外，气耗于中，脉大非正气盛，极虚，精气夺也。轻取大而重按虚，巧外有余而内不足之象。大者劳脉之外暴，虚者劳脉之内衰者也。虚劳必起于内热，终于骨蒸，有热者十之七八，虚寒者十之一二，必也邪热先见，久之则随正气俱衰也。凡慢性病见营养不良，机能衰弱者皆是，如坏血病、白血病、贫血病、萎黄病、神经衰弱病者，古人皆以劳病称之。

82. 虚劳脉证及望法

【原文】

男子面色薄者，主渴及亡血，卒喘悸，脉浮者，里虚也。

【讲义】

面色薄，谓面白无神，失其光润，属气虚不能统营血于面。阴血虚，津液不充则渴；气伤不能摄血则血亡；血虚阳气上逆，冲气则喘；血虚气不敛则悸。若真阴失守，孤阳无根，气散于外而精夺于内，故曰脉浮者里也。

83. 虚劳脉证

【原文】

男子脉虚沉弦，无寒热，短气里急，小便不利，面色白，时目瞑，兼衄，少腹满，此为劳使之然。

【讲义】

此承上节，详申虚劳脉证。脉虚沉弦，言浮取大芤，沉取细弦，阴阳俱不足也。无寒热是阴阳不相乘。短气面薄，时瞑兼衄，乃上焦虚，血不荣也。里急，小便不利，少腹满，乃下焦虚而气不行也。凡此脉证，皆属于劳。

84. 阴虚证

【原文】

劳之为病，其脉浮大，手足烦，春夏剧，秋冬瘥，阴寒精自出，酸削不能行。

【讲义】

脉浮大与上节之虚同。手足烦，乃真阴不足，阳必盛。春夏者，阳时也，阴虚者，病必剧；秋冬者，阴时也，阴虚者，病少瘥。气血不能相荣，故使阴冷；阳衰于下，火盛于上，阴寒内迫，阳精自出，上盛下虚者所致。精气被夺，虚寒必甚。腿脚酸软，肌肉消瘦，卒致骨软不能起床，不能行也。

虚劳骨蒸，五心烦热，皆《内经》所谓阴虚而热。虚劳之病，必见营养不良。夫营养素赖于饮食中之碳水化合物及脂肪，此即体温及体能之原料。碳水化合物经消化变成葡萄糖，入血液遇氧则起酸化作用，缓慢燃烧而生体温。葡萄糖经酸化后，分解排出体外，复食入碳水化合物以补充，此即食物之新陈代谢也。唯血液中所含糖量甚少，若所食碳水化合物过多，血液不能容，则化为脂肪，贮于体内。在食少时，动物淀粉及脂肪皆还原为葡萄糖，以供血液之需。所食脂肪，消化后变成脂肪酸及甘油，亦起酸化作用，以生体温，故营养素得自消化吸收，是为阴生于阳。体温及工作精力出于营养素，亦为阳生阴。阴虚则无原料以造成体温，其人当体温低落而寒。今阴虚反热者，乃自谋救济于体内，求其他物质以代碳水化合物，供燃烧而生体温，于是先烧皮下之脂肪，不足则烧及肌肉，更不足则烧及血液矣。吾人平时脂肪甚丰，燃烧亦不觉其热，阴虚时则脂肪之肌肉已薄，因救济所生之燃烧愈耗愈薄。所生之体温煦甚薄之脂肪，已觉有余，况分解脂肪肌肉时所生之热，又近在人体之外层，易于触知，故阴愈虚而热愈盛，故知阴虚而生热者，当滋其阴，不可除其热也。

85. 虚劳无子脉象

【原文】

男子脉浮弱而涩，为无子，精气清冷。

【讲义】

浮则阴虚，即肌薄，脉浅露于外。弱为真阳不足，心机能衰弱。涩为血少，为精衰。此阴阳精气皆不足，故精清气冷。巢源虚劳无子候云，丈夫无子者，其精清如水，冷如冰铁，即此义也。

86. 清谷亡血失精之脉证

【原文】

夫失精家少腹弦急，阴头寒，目眩，发落，脉极虚芤迟，为清谷，亡血，失精。

【讲义】

失精家肾阳大泄，阴寒凝闭，少腹必急，筋紧如弦，阴头寒。下有真寒，上有假热，火浮则目眩，血枯则发落，诊其脉必极虚，或浮大，或弱涩，不待言矣。更兼芤迟，芤则中虚，胃阳不治，迟则里寒，肾阳无根，或便清谷，中焦无阳也。吐衄亡血，上焦浮热也。梦交遗精，下焦无阳也，此阴阳俱亡，虚劳之所以成也。

87. 桂枝龙骨牡蛎汤证

【原文】

脉得诸芤动微紧，男子失精，女子梦交，桂枝龙骨牡蛎汤主之。

【讲义】

芤与微反，动与紧异，芤动微紧，自是两种脉象，即 81 节脉大为劳，极虚亦为劳之义。若诸脉杂见，是阴阳并乖，精神俱损。男子失精，是火不摄水，不交自泄，女子梦交，是血虚神扰，心情不敛，均后世所谓心肾不交。阳泛于上，精孤于下，用桂枝汤补虚调气血，加龙牡以收敛浮越之气也。

【方剂】

桂枝加龙骨、牡蛎汤，即桂枝汤原方加龙骨、牡蛎各三两。

【治验】

治色欲过度，体瘦面白，体热肢倦，口干，腹动。

妇人心气郁结，胸腹动甚，寒热交作，经常延期。孀妇室女情欲不遂者，多宜本方。

又屡以本方治遗尿证。

【附方】

天雄散

天雄三两（炮），白术八两，桂枝六两，龙骨三两。

上四味，杵为散，酒服半钱匕，日三服，不知，稍增之。

【药物】

天雄　即乌头，辛温有毒。

药能：镇痛镇静，麻醉。

药征：神经病，瘰疬，癌肿，阴痿。

【治验】

治阴痿，脐下动，或兼小便白浊。严禁入房，服本方一月，必效。

治老人腰冷，小便频数，或遗溺，小腹有动者。

88. 虚劳之因

【原文】

男子平人，脉虚弱细微者，喜盗汗也。

【讲义】

平人，言形若无病之人。形虽无病，其脉则虚弱细微，阴阳俱损之象。阳损必失精，阴消则血亡，验其外证，必喜盗汗。盖阳损者表不固，阴损者热自发，皆盗汗之由，亦即虚劳之因也。

89. 虚劳之证

【原文】

人年五六十，其病脉大者，痹侠背行，若肠鸣，马刀侠瘿者，皆为劳得之。

【讲义】

年五六十，言精气之衰，而病脉反大者，是其人当有风气。阳气不足，邪气从之，故见痹侠背行。若阳气以劳而外张，火热以劳而上逆，阳外张则寒动于中而为肠鸣，火上逆与痰相搏而为马刀挟瘿。瘿生乳腋下曰马刀（蛎蛤之属，疮形似之），瘿生两颈旁者为挟瘿（疮生于结缨之处）。二疮一在颈，一在腋下，常相联络，俗名病串。结核连续，坚而不溃，圆者为瘰疬，长者为马刀，溃则为鼠瘿，皆少阳经郁结所致，久成病劳也。肠鸣证与结核性肠炎类似，故皆属虚劳。

90. 阳虚脉证

【原文】

脉沉小迟，名脱气，其人疾行则喘喝，手足逆寒，腹满，甚则溏泄，食不消化也。

【讲义】

沉小兼数为阴虚亡血，沉小兼迟必阳虚气耗，故曰脱气。疾行则喘鸣，动作或疲或咳，为胸中大气虚少，不充气息所用，气损之候也。面色无光，皮枯唇焦，血减之候也。阳虚则寒，寒盛于外，则四末不温，寒盛于中，故腹满溏泄，食不消化。

91. 阴虚脉象

【原文】

脉弦而大，弦则为减，大则为芤，减则为寒，芤则为虚，虚寒相搏，此名为革。妇人则半产漏下，男子则亡血失精。

【讲义】

本节同见于惊悸吐衄篇及妇人杂病篇，弦是血管收缩，芤是血管扩张。盖以脉中血少，血管自动紧缩，求维持其血压使血前进，但终以血液减少，血量不能供给各部的需要。血管复尽力扩张，血虚而寒，因见弦芤。中空外张，此名曰革。总因半产漏下，亡血，失精之所致也。

92. 小建中汤证

【原文】

虚劳里急，悸，衄，腹中痛，梦失精，四肢酸疼，手足烦热，咽干口燥，小建中汤主之。

【讲义】

经云：阴阳自和者必自愈。若阳病不能与阴和，则阴以其寒独行，为里急，为腹中痛，而实非阴之盛也；阴病不能与阳和，则阳以其热独行，为手足烦热，为咽干口燥，而实非阳之炽也。昧者以寒攻热，以热攻寒，寒热内贼，其病益甚。唯以甘酸辛药，调之令和，则阳就于阴，而寒以温，阴就于阳，而热以和。医者贵识之要也，且调阴阳必以脾胃始者。盖营卫生成于水谷，而水谷转输于脾胃，故中气立则营卫流行，如环无端而不偏，阴阳相生，中气自立，此本方之所以治虚劳证也。

前贤谓里急腹中痛，四肢酸疼，手足烦热，属脾虚，心悸属心虚，衄属肝虚，失精属肾虚，咽干口燥属肺虚，五脏皆虚，故先建中培本。

本方重用芍药滋阴以配阳，饴糖为主，增阳以和阴，为虚劳正治之方。

93. 黄芪建中汤证

【原文】

虚劳里急，诸不足，黄芪建中汤主之。

【讲义】

里急是急性腹痛，诸不足是阴阳气血俱不足，而眩、悸、喘、喝、失精、亡血等证，相因而至。黄芪能振肌表之正气，转输其津液。诸肌表不足者，肤干不润，卫不足以固腠理，或自汗盗汗，故黄芪能治肌表正气缺乏，加用于小建中汤内，乃表里气血兼顾，补诸不足之义也。

【治验】

久咳吐血，短气息迫，胸中悸而烦。腹挛急不能左卧，盗汗，下利，与本方愈。

94. 八味肾气丸证

【原文】

虚劳腰痛，少腹拘急，小便不利者，八味肾气丸主之。

【讲义】

古之言肾病，多是内分泌疾患，关系肾上腺者极多，而以腰部、少腹部为肾之领域，又与膀胱为表里，故小便多不正常。本方治命门火衰致脾胃虚寒，而患流注、鹤膝等证，不能消溃收敛，或饮食少思，或食而不化，或脐腹疼痛，但溺频数。经云：益火之源，以消阴翳，即此方也，方见脚气篇。

【方剂】

肾气丸

干地八两，山茱萸四两，山药四两，泽泻三两，茯苓三两，丹皮三两，桂枝一两，附子一两。

上八味，末之，炼蜜和丸梧子大，酒下，十五丸加至二十丸，日再服。

【治验】

治消渴小便反多，肾虚齿痛，耳聋，身重，足弱，哮喘，善怒，腰以下痹，冷痛，手足烦热。

95. 薯蓣丸证

【原文】

虚劳诸不足，风气百疾，薯蓣丸主之。

【讲义】

虚劳一曰虚损，积劳成虚，积虚成弱，积弱成损。虚者空虚，损者破散。虚者补之，损则难侵。损有自上而下，有自下而上，皆以中气为主，过脾胃则不治。

风气盖是两疾。《唐书》张文仲曰：风状百二十四，气状八十，治不以时，则死及之是也。本方为虚劳诸不足兼风气百疾，而以薯蓣为主，专理脾胃。夫人之元气在脾，元阳在肾，病则难复，全赖后天之谷气资益其生，是营卫非脾胃不能通宣，气血非饮食无由平复，以人参、白术、茯苓、干姜、豆黄卷、大枣、甘草、神曲除湿益气，以当归、川芎、芍药、干地、麦冬、阿胶养血滋阴，以柴胡、桂枝、防风升邪散热，以桔梗、白蔹下气开郁。唯恐虚而有热之人拒不受补，故散邪开郁，而气血平顺，补益得纳矣。

【方剂】

薯蓣丸

薯蓣三十分，当归、桂枝、神曲、干地黄、豆黄卷各十分，甘草二十八分，人参七分，川芎、芍药、白术、麦门冬、杏仁各六分，柴胡、桔梗、茯苓各五分，阿胶七分，干姜三分，白蔹二分，防风六分，大枣一百枚为膏。

上二十一味，末之，炼蜜和丸，如弹子大，空腹酒服一丸，一百丸为剂。

【药物】

神曲　味甘辛，性温。消导药。

药能：消食化痰，健脾胃。

药征：脾胃湿寒，癥结胀满。

豆黄卷　味甘，性平。利湿清热药。

药能：除湿痹，消胀满，润肌。

药征：筋挛，膝痛。

白蔹　味苦，性平。解表药。

药能：散结聚、痈疽疮毒、痔漏血痢，生肌止痛，外敷一切疮，并治粉刺赤鼻。

按：本方以人参、干地黄、川芎、当归、茯苓、白术补其气血，阿胶、麦冬、干姜、大枣、甘草、芍药益其营卫，而以桔梗、杏仁、桂枝、防风、柴胡、白蔹、豆黄卷、神曲祛风行气，其用薯蓣最多者，以其不寒不热，不燥不滑，兼擅补虚祛风之长，故以为君，谓必得正气理风气可去耳。盖主虚损而兼运动神经之病证者。

96. 酸枣汤证

【原文】

虚劳虚烦不得眠，酸枣汤主之。

【讲义】

《三因方》云：外热曰躁，内热曰烦。虚烦者外无热象，而有头目昏疼，口干咽燥，不渴不寐，皆虚烦也。良以津液去多，五内枯燥，或营血不足，阳盛阴微。陆氏谓虚烦不得眠，亦神经衰弱之一种证候。人之睡眠，须血液流向下部，使脑中血少，方能入寐，即古人谓人卧则血归于肝也。病虚劳者，因营养不足而神经衰弱，于是神经常欲摄血以自养，欲眠时脑部仍见虚性充血，故虚烦不得眠也。

【方剂】

酸枣汤

酸枣仁二升，甘草一两，知母二两，茯苓二两，川芎二两。

上五味，以水八升，煮酸枣仁，得六升，内诸药，煮取三升，分温三服。

【药物】

酸枣仁　味甘，性平。强壮镇静药。

药能：营养健胃。

药征：不眠烦躁，阴虚血少者。

调剂：本药为强壮性收敛药，故虚证宜收敛者，悉以本药主治之。上述不眠或多眠，尤为本药之有效证候。

【治验】

治烦不得寐，且治烦悸欲寐者。病久不愈，羸瘦疲困，盗汗，喘咳，大便溏，小便涩，饮食无味者，宜本方随证加黄芪、麦冬、干姜、附子等。健忘、惊悸、怔忡三证，宜本方加黄连、辰砂。脱血过多，神散不寐，烦热盗汗，现浮肿者，宜本方合当归芍药散。

本方与栀子豉汤之区别：彼方身热有厚苔，腹有充血及炎性机转；本方见贫血虚弱，有心悸，多神经衰弱症，故称虚劳。

97. 大黄䗪虫丸证

【原文】

五劳虚极羸瘦，腹满不能饮食，食伤，忧伤，饮伤，房室伤，饥伤，劳伤，经络营卫气伤，内有干血，肌肤甲错，两目黯黑。缓中补虚，大黄䗪虫丸主之。

【讲义】

五劳七伤之说不一，或因七情，或因饮食饥饱、房室，皆能使正气内伤，血脉凝积，致干血积于内，尪羸见于外。血积则不能濡肌肤，故肌肤甲错。不营于目，故两目黯黑。本方为下干血之剂，干血去，则邪除正王。盖干血能直接间接影响营养，去之则营养自能恢复。此即缓中补虚之义，非本方能补气虚之虚也。

【方剂】

大黄䗪虫丸

大黄十分（蒸），黄芩二两，甘草三两，桃仁一升，杏仁一升，芍药四两，干地黄十两，干漆一两（烧令烟尽），虻虫一升（去翅足，熬），水蛭百枚（熬），蛴螬百枚（熬），虫半升（熬）。

上十二味，末之，炼蜜和丸小豆大，酒服五丸，日三服。

【药物】

干漆 味辛，性温。

药能：治咳嗽，瘀血，痞结腰痛，女子疝瘕。

蛴螬 味咸，性微温，有毒。

药能：主恶血，血瘀，痹气，破折，血在胁下，坚满痛，月闭，疗吐血在胸腹不去。

䗪虫 味咸，性寒，有毒。

药能：治血积癥瘕，破坚下血。

【治验】

因不月渐成虚劳者，血结于内，甚者左手脉常相失，似小建中汤证，而虚羸甚。肌肤干，腹满，坚痛，为干血。鼓胀血瘕，产后水肿血肿，瘰疬，小儿癖瘕，痨咳白沫，中有新血丝者，小儿疳眼，生云翳，睑烂羞明，不能视物。

【附方】

《千金翼》炙甘草汤

治虚劳不足，汗出而闷，脉结悸，行动如常，不出百日，危急者十一日死。

按：脉见结悸，虽行动如常，亦不出百日而死。若复危急不能行动，则过十日必死。盖脉结是营气不行，悸则血亏而心无所养，营滞血亏而更汗出，岂不立槁。断云不出百日，知其阴亡而阳绝也。

《肘后》獭肝散

治冷劳，又主瘵疰一门相染。

獭肝一具，炙干末之，水服方寸匕，日三服。

按：《肘后》无治冷劳之文，尸注鬼注系肺结核之一种，此病一人才死，他一人即起病，病至一定时期，即卧床不起，卧后整足百日而死，死后又注他人，如此紧传。又骨蒸劳瘵之症，煎獭肝服之多效，又治虚汗客热产劳。

【药物】

獭肝　味甘，性温，有毒。

药能：治鬼疰，蛊毒，止久咳。

【习题】

1. 历节与血痹病因之区别？

2. 何谓虚劳病？

3. 治虚劳之方有几？试略述其方义及见证？

肺痿肺痈咳嗽上气病脉证治第七

98.肺痿肺痈脉证辨

【原文】

问曰：热在上焦者，因咳为肺痿。肺痿之病，何从得之？师曰：或从汗出，或以呕吐，或以消渴，小便利数，或从便难，又被快药下利，重亡津液，故得之。曰：寸口脉数，其人咳，口中反有浊唾涎沫者何？师曰：为肺痿之病。若口中辟辟燥，咳即胸中隐隐痛，脉反滑数，此为肺痈，咳唾脓血。脉数虚者为肺痿，数实者为肺痈。

【讲义】

汗出，呕吐，消渴，小便利数，大便难，用快药下利，皆足以亡津，而生燥热。肺虚且热，属热在上焦，因热而咳，因咳而肺痿。盖肺中津液为热所迫，口中反有浊唾涎沫咳出也。若肺痈，痰涎脓血俱蕴蓄结聚于肺脏之内，口中反见干燥作空响之燥咳也。咳时胸中隐隐作痛，脉反见下证之滑数，此名肺痈，咳唾脓血。两证相较，肺痿者，萎而不荣，津被灼而肺焦，故脉虚数。肺痈者，痈塞不通，热聚而肺溃，故脉数实。一虚一实，同为有热。

99. 肺痈之病因

【原文】

问曰：病咳逆，脉之，何以知此为肺痈？当有脓血，吐之则死，其脉何类？师曰：寸口脉微而数，微则为风，数则为热，微则汗出，数则恶寒。风中于卫，呼气不入；热过于营，吸而不出。风伤皮毛，热伤血脉。风舍于肺，其人则咳，口干喘满，咽燥不渴，多唾浊沫，时时振寒。热之所过，血为之凝滞，畜结痈脓，吐如米粥。始萌可救，脓成则死。

【讲义】

肺痈为风热蓄结不解，凡言风脉多浮缓，此言微者，风入营而增热，故脉不浮而反微，与数俱见也。微则汗出，是气伤于热，数则恶寒，阴反在外。呼气不入，气得风而浮，利出而艰入也。吸而不出者，血得热而壅，气亦为之不伸也。肺热而壅，故曰干而喘满。热在血中，故咽燥而不渴，且肺被热迫，而反从热化，为多唾浊沫。热盛于里，而外反无气，为时时振寒。由是热蓄不解，血凝不通，而痈脓成矣。吐如米粥，未必便是死证。至浸淫不已，肺叶腐败，则不可治矣。

按：浊唾入水浮为痰，沉为脓血，又以双箸能夹断者为脓，不断者为痰。

100. 肺胀不治之证

【原文】

上气，面浮肿，肩息，其脉浮大，不治，又加利尤甚。

【讲义】

上气，逆喘也，肺胀逆喘。凡支气管性气喘、急性支气管炎、支气管肺炎及肺气肿俱有之证。气喘发作，虽甚困难，却不致死，其常发于夜间。唯支气管炎及肺气肿，往往发淤血性水肿而死。因剧咳不已，呼吸困难，肺循环先起淤血，心脏则起代偿性肥大。瓣膜锁闭不全，全身静脉淤血，遂发水肿，血压下降。肩息是呼吸困难，面浮肿即瘀血性水肿，脉浮大是心室代偿性肥大，加下利则胃肠亦病。凡慢性病最后见胃肠机能衰退者，均属败候。前贤谓此属阳虚气脱之重证，而浮肿是阳衰于内，气散于上，脉浮大是上盛，加下利是下虚，所谓阴泄于下，阳越于上，其死必速也。

101. 肺胀治法

【原文】

上气，喘而躁者，属肺胀，欲作风水，发汗则愈。

【讲义】

上气喘急由于呼吸障碍，肺循环瘀血，肺胀亦见此候。肺部高起，苦喘甚剧，故见躁象。本证可由汗解者，因汗剂能利血液之循环，并使淤血时渗出液从汗腺排出，肺胀可愈。失治则将成表里兼病之风水，而见全身水肿，兼见汗出、身重、恶风等症矣。

本证常见痰气相击，呼吸有声，声如拽锯。

102. 肺痿之甘草干姜汤证

【原文】

肺痿，吐涎沫而不咳者，其人不渴，必遗尿，小便数，所以然者，

以上虚不能制下故也。此为肺中冷，必眩，多涎唾，甘草干姜汤以温之。若服汤已渴者，属消渴。

【讲义】

　　肺痿为虚热之证，然亦有属于寒者，不可不辨。吐涎沫而不咳，不渴，遗尿，小便数，以上虚不能制下故也。以上各症，支气管性气喘往往见之。病在呼吸器，而证候见于排泄器，故古人谓肺为水之上源。又肺主行水，病变实相同也。本节之证，以其不咳，故不属于肺胀，不吐脓血，故不属肺痈，但以吐涎沫为肺痿。经云：上焦有寒，其口多涎。故以甘草干姜汤甘辛合用，为温肺复气之剂。服后病不去，而加渴者，则属消渴。盖小便不利而渴者属水，小便数而渴者为消，小便数而不渴者，非下虚即肺冷也（即本节）。

　　本方取理中之半，虽主治肺冷，其源亦由胃阳虚乏，与大病瘥后喜唾主以理中之义略同。

103. 肺胀之射干麻黄汤证

【原文】

咳而上气，喉中水鸡声，射干麻黄汤主之。

【讲义】

　　咳而上气，谓咳则气上冲逆也。水鸡声者，谓水与气相触成声，在喉中不断也。凡咳之上气者，皆为有邪。水鸡声，乃痰为火所结不能下，故以麻黄、细辛驱邪为主，以射干开结热气，行水湿毒，清理肺气，余药皆降递消痰宣散之品。唯五味为收敛性，敛正以祛邪，肺气虚者，不堪劫散太过耳。

【方剂】

射干麻黄汤

射干十三枚（一法三两），麻黄四两，生姜四两，细辛、紫菀、款冬花各三两，五味子半升，大枣七枚，半夏大者（洗，一法半升）八枚。

上九味，以水一斗二升，先煮麻黄两沸，去上沫，内诸药，煮取三升，分温三服。

【药物】

射干 一名乌扇，味苦，性寒，有毒。缓泻药（消炎解凝有强力）。

药能：泄实火，消肿，去结痰，消瘀血、结核、疝疟，通经闭，利大肠。

药征：痰结有声而发哮喘，或积痰瘀血而有结核之证候者，女人经闭，疟疾。

调剂：本药为缓下药，且其消炎解凝作用甚强，故用于一般热结证。大便溏者慎用。

紫菀 味辛，性温。祛痰药。

药能：消痰止渴，润肺和血，下气镇咳，降逆气。

药征：喘嗽脓血，咳逆上气。

调剂：本药辛散而性滑，故不宜多用及独用。又，其祛痰作用须以喘嗽脓血、气上壅塞为准。

款冬花 味辛甘，性温。

药能：润肺祛痰，止嗽，降逆气。

药征：咳逆上气，肺痿，肺痈，寒热邪气。

【治验】

凡久咳不止，或产后喘咳，颈生瘰疬，累如贯珠者，去细辛五味，倍射干，加皂角子有效。急性肺炎先以桔梗白散取吐下，后用本方，但热盛者忌用。又本方治哮喘有效。

104. 皂荚丸证

【原文】

咳逆上气，时时吐浊，但坐不得眠，皂荚丸主之。

【讲义】

本证较水鸡声咳逆尤甚。浊，浊痰也。时时唾浊，肺中之痰随上气而时出也。然痰虽出，而满不减，则其有固而不拔之势，不迅扫之，不能去也。皂荚味辛入肺，除痰之力最猛。饮以枣膏，安其正也。

【方剂】

皂荚丸

皂荚八两（刮去皮，用酥炙）。

上一味，末之，蜜丸梧子大，以枣膏和汤，服三丸，日三夜一服。

【药物】

皂荚 味辛，性温燥。催吐药。

药能：涌吐痰涎，治中风口歪，除湿去垢。吹之导之则通上下关窍，涂之则散肿消毒。

药征：吐涎沫唾浊，咳逆上气。

调剂：本药为猛烈刺激药，不可轻服，常配为吹药，敷药，或煎膏用。有时肺冷成痿而见上述药征时，可与姜枣、甘草等药合用。

【治验】

稠痰粘肺，不能消涤，非此不可。能通诸窍，祛风痰。

105. 厚朴麻黄汤证

【原文】

咳而脉浮者，厚朴麻黄汤主之。脉沉者，泽漆汤主之。

【讲义】

本节不言证，但以脉之浮沉而异其治法，故脉浮者，厚朴麻黄汤主之。厚朴辛温降逆，小麦甘平，协五味以敛正，麻黄去风，散肺逆，方义与小青龙加石膏汤大致相同，但主降逆，且胃肠壅滞，水亦不行，水蓄于肺，故能作咳。古人以肺与大肠通，又肺与皮毛合，用厚朴、杏仁以治喘，下气去逆，健运泄水。内外上下，息息相关，脉沉者，泽漆汤主之。因痰饮在内，以泽漆为主，功专消痰行水，且白前、黄芩、半夏佐之，则下驱之力较猛，虽有生姜、桂枝之辛，亦只为行阳气、通水道，不在发表也。盖咳皆肺邪，而脉浮者气多上逆，宜以降气为主，脉沉者气多居里，宜以行水为主，亦因势利导之意也。

【方剂】

厚朴麻黄汤

厚朴五两，麻黄四两，石膏如鸡子大，杏仁半升，半夏半升，干姜二两，细辛二两，小麦一升，五味子半升。

上九味，以水一斗二升，先煮小麦熟，去滓，内诸药，煮取三升，温服一升，日三服。

泽漆汤

半夏半升，生姜五两，白前五两，紫参五升，甘草、黄芩、人参、桂枝各三升，泽漆三升（以东流水五斗煮取一斗五升）。

上九味，㕮咀，内泽漆汁中，煮取五升，温服五合，至夜尽。

【药物】

小麦 味甘，微寒。

药能：缓和脑神经之特能，其他缓和包摄作用与一般之缓和药同，解热消炎，止烦渴咽燥，利小便。

药征：脑神经急迫，喜悲伤欲哭，或急迫而惊狂哭泣不止者。

调剂：于上述药征利用本药外，若诸疮或烫火伤灼，可烧本药存性，油调涂之。

泽漆 味苦，性微寒。

药能：治大腹水气，四肢面目浮肿，利大小肠。

白前 味甘，性微温。

药能：胸胁逆气，咳嗽上气，呼吸欲绝。

紫参 味苦，性寒。

药能：主心腹积聚、寒热邪气，通九窍，利二便，消痈肿诸疮、肠血吐衄。

按：本药无治咳之能，或为紫菀之误。

106.肺痿之麦门冬汤证

【原文】

大逆上气，咽喉不利，止逆下气者，麦门冬汤主之。

【讲义】

大逆上气，指气逆甚而咳不甚。咽喉不利者，若有物相碍，不爽利，实无水也。本方生津润燥。肺结核病者，常见营养不良，组织枯燥。凡肺痿咽喉黏膜干燥，气逆甚者，本方主之。

【方剂】

麦门冬汤

麦门冬七升，半夏一升，人参三两，甘草二两，粳米三合，大枣十二枚。

上六味，以水一斗二升，煮取六升，温服一升，日三夜一服。

107. 肺痈之葶苈大枣泻肺汤证之一

【原文】

肺痈，喘不得卧，葶苈大枣泻肺汤主之。

【讲义】

葶苈苦寒入肺，泄气闭，喘不得卧，闭之甚也。凡呼吸器病痰多喘盛，属阳实证，皆可用之。祛痰之力甚大，与皂荚丸功能近似。唯彼主黏痰，本方主稀痰耳。

【方剂】

葶苈大枣泻肺汤

葶苈熬令黄色，捣丸为弹子大，大枣十二枚

上先以水三升，煮枣取二升，去枣，内葶苈，煮取一升，顿服。

108. 桔梗汤证

【原文】

咳而胸满，振寒脉数，咽干不渴，时出浊唾腥臭，（久久吐脓）如米粥者，为肺痈，桔梗汤主之。

【讲义】

咳而胸满，振寒脉数，以次各症，属肺痈之重症。上节肺痈尚未成脓，实邪也，故以葶苈剂泻之。本证已溃之后，虚邪也，故以本方解肺毒，排痈脓。106节咽喉不利，是组织枯燥，故以麦门冬汤滋润之。本证咽干不渴，是肺有脓血，宜桔梗以排之。

109. 越婢加半夏汤证

【原文】

咳而上气，此为肺胀，其人喘，目如脱状，脉浮大者，越婢加半夏汤主之。

【讲义】

外邪内饮，填塞胸中，为胀，为喘，为咳而上气。越婢汤散邪之力多，除饮之力少，故以半夏辅其不足。不用小青龙汤者，以脉浮且大，病属阳热，故利辛寒，不利辛热也。目如脱状者，目睛胀突如欲脱落之状，壅气使然也。本节各证属毛细支气管肺炎，其咯痰、呼吸非常困难，又易成水肿，此因呼吸困难，肺循环淤血，引起全身急性淤血故也。越婢汤证有一身悉肿，可知本方亦治水肿。

【方剂】

越婢加半夏汤

麻黄六两，石膏半斤，生姜三两，大枣十五枚，甘草二两，半夏半升。

上六味，以水六升，先煮麻黄，去上沫，内诸药，煮取三升，分温三服。

【治验】

哮喘失治，痰盛目胀，或鼻扇，脉浮大，是阳热之候，即肺胀，本方效。本方治肺胀颇似支饮，然支饮之喘，初必胸痛，或手足厥冷，气急不能侧卧。肺胀之上气，则热势强，卒发目如脱状，可以侧卧，两证不难辨也。

110. 肺胀之小青龙加石膏汤证

【原文】

肺胀，咳而上气，烦躁而喘，脉浮者，心下有水，小青龙加石膏汤主之。

【讲义】

此亦外邪内饮相搏之证，内夹热邪，故见烦躁。麻桂药中必加石膏，亦大青龙汤之义。本节与上节颇同，而心下寒饮重，非温药不行。本方温凉并进，水热与外邪俱去。

【方剂】

小青龙加石膏汤

麻黄、芍药、桂枝、细辛、甘草、干姜各三两，五味、半夏各半升，石膏二两。

上九味，以水一斗，先煮麻黄，去上沫，内诸药，煮取三升。强人服一升，羸者减之，日三服。小儿服四合。

按：本方之烦躁在水，大青龙汤之烦躁在不汗出，虽同用石膏以去烦，而方义不同也。小青龙汤见于太阳篇者，其证缓；《金匮要略》痰饮咳嗽篇，证见咳逆倚息不得卧，较急。本节烦躁而主于喘，其势尤急，故名肺胀，加用石膏。《方舆輗》曾用本方治发热、咳嗽、吐白沫者，愈人甚多。若以平剂缓图，不日成劳疾。

本篇用麻黄者四方，取其发泄肺中郁饮，以治喘咳，协石膏则逐饮，协桂枝则发表。肺胀之证，水饮为主，虽有身热，非尽属表。射干麻黄汤证，属喘咳而痰多热不多者，喉中水鸡声。厚朴麻黄汤证，属喘咳而上气胸满，热多痰少者。越婢加半夏汤证，属喘咳而睛突鼻扇。小青龙加石膏汤证，属喘咳烦躁而兼表证者。

以下各方无麻黄，其主证分别为：

甘草干姜汤：涎多，遗尿小便数，上焦有寒。

皂荚丸：顽固黏痰，咳逆唾浊，但坐不得眠。

桔梗汤：咳满吐脓为主。

泽漆汤：水饮内结。

麦门冬汤：逆气，咽喉不利。

葶苈大枣泻肺汤：肺痈，咳而胸满，振寒脉数，咽干唾浊。

【附方】

《外台》炙甘草汤

治肺痿涎唾多，心中温温液液者（方见虚劳）。

《千金》甘草汤

一味甘草，治支气管喘急。

《千金》生姜甘草汤

治肺痿，咳唾涎沫不止，咽燥而渴。

生姜五两，人参三两，甘草四两，大枣十五枚。

上四味，以水七升，煮取三升，分温三服。

《千金》桂枝去芍药加皂荚汤

治肺痿，吐涎沫，即皂荚一枚（去皮，炙焦）。

《外台》桔梗白散

治咳而胸满，振寒脉数，咽干不渴，时出浊唾腥臭，久久吐脓如米粥者，为肺痈。方见《伤寒论》。

《千金》苇茎汤

治咳有微热，烦满，胸中甲错，是为肺痈。

苇茎二升，薏苡仁半升，桃仁五十枚，瓜瓣半升。

上四味，以水一斗，先煮苇茎，得五升，去滓，内诸药，煮取二升，服一升，再服当吐如脓。

按：本方下热散结通瘀之力，介乎桔梗汤与桔梗白散二方之间。

【药物】

苇茎 味甘，性寒。

药能：排脓消炎。

药征：咳而烦满，胸中甲错，或吐脓血臭痰者。

调剂：排脓，以肺部为特效。

胸中甲错：即肺蓄血脓之征。

冬瓜子 味甘性平，滋润性药。

药能：消炎利尿，除烦满，驱水肿，润肌肤。治痈肿，清热利湿。

药征：脏腑痈肿，或痔漏，或毒淋，或便毒，或下赤白，或小便不利。

调剂：治痈肿是其特能，或肠胃腐烂，或肿痈，或痢。

111. 肺痈之葶苈大枣泻肺汤证之二

【原文】

肺痈胸满胀，一身面目浮肿，鼻塞清涕出，不闻香臭酸辛，咳逆上

气，喘鸣迫塞，葶苈大枣泻肺汤主之。

【讲义】

本篇引用本方二节，皆冠以肺痈，然皆无吐脓血腥臭。方中无排脓之义，而用逐水之葶苈，可知其病非肺脓肿、肺坏疽，乃肺炎、支气管炎之由于水毒结聚者，应属肺胀。胸满胀，咳逆上气，喘鸣迫塞，皆肺胀之候。身面浮肿，乃肺循环淤滞，引起淤血性水肿。鼻塞清涕出，不闻香臭，是并发鼻黏膜炎。

【习题】

1. 肺痿、肺痈、肺胀之脉证何若，其区别安在？

2. 本篇各方之用法如何？

奔豚气病脉证治第八

112. 奔豚病

【原文】

师曰：病有奔豚，有吐脓，有惊怖，有火邪，此四部病，皆从惊恐得之。师曰：奔豚病，从少腹起，上冲咽喉，发作欲死，复还止，皆从惊恐得之。

【讲义】

篇目只有奔豚一证，而本节经文云四病，后节经文又无论述，必有缺文。

奔豚系一种发作性疾病，自少腹结成瘕块，上冲心胸，苦闷欲死，及至冲气渐低，块亦逐渐消失，恢复如常。本证多兼肠胃病，故可谓为上冲性神经症，而累及肠胃与心脏者。吐脓由于咳者，为肺脓疡、肺坏疽之类。由于呕者，为胃溃疡之类。神经能影响血循环，致成痈脓，内外科证，均所习见。火邪、惊悸二证，尤氏谓伤寒中有因火邪而致惊者，非因惊而发火邪，其说虽是，但惊应作神经冲动看。则火邪、惊悸二证，亦自有来历。因经文脱简，无从臆断。

113. 奔豚汤证

【原文】

奔豚气上冲胸，腹痛，往来寒热，奔豚汤主之。

【讲义】

本方所主之证，乃奔豚之气与在表之外邪相当者也。气上冲胸，腹痛，属奔豚必见之证。往来寒热，是外邪已由表渐入半表半里，故以当归、赤芍、川芎、生姜疏养气血之正而驱邪外出；以生葛、李根白皮解表里风热；黄芩、半夏清热化痰，主和脾胃。盖夹热邪者，不取桂枝之温，而用芩、葛之凉，既有半夏之燥，而不用茯苓之渗也。当归、赤者、川芎、甘草并用，和气血，兼缓腹痛，但奔豚属寒者不宜本方。

奔豚有由肾寒发者，有由肝热发者，诱因皆由外邪。此奔豚气之发肝邪者，肝邪通少阳，故见往来寒热。肝欲散，以姜、夏、生葛散之。肝苦急，以甘草缓之。

【方剂】

奔豚汤

甘草、川芎、当归各二两，半夏四两，黄芩二两，生葛五两，芍药二两，生姜四两，甘李根白皮一升。

上九味，以水二斗，煮取五升，温服一升，日三服，夜一服。

【药物】

甘李根白皮　味甘，性大寒。

药能：治消渴，止心烦逆，奔豚。煎水漱牙痛。

114. 桂枝加桂汤证

【原文】

发汗后，烧针令其汗，针处被寒，核起而赤者，必发奔豚，气从少腹上至心，灸其核上各一壮，与桂枝加桂汤主之。

【讲义】

烧针即温针，以此取汗，古法有之。今其人阴寒素盛，针之后，营不能应之而解，反召外寒侵袭，使火邪结聚，皮肤肿赤，皆血不流行之患。在针刺之时，因惊而肾水上凌心阳，致发奔豚，治以灸其核上各一壮者，外祛其寒邪，则肿亦除；用桂枝加桂汤者，内降其肾水，则奔豚解。本方意在升阳散邪，固卫补中，故能治汗后感寒，阳衰阴乘之奔豚，与上节之邪客表里、气结热聚者不同也。

115. 苓桂枣甘汤证

【原文】

发汗后，脐下悸者，欲作奔豚，茯苓桂枝甘草大枣汤主之。

【讲义】

汗本心液，发汗后而脐下病悸者，心气虚而肾气动也。盖水不行于肾，因心脏之需要而上冲，则有此变。本方能泄水降逆，温胃，则肾水复行故道也。

【习题】

奔豚病由何引起？属何类疾患？治法以何为主？

胸痹心痛短气病脉证治第九

116. 胸痹心痛之脉

【原文】

师曰：夫脉当取太过不及，阳微阴弦，即胸痹而痛，所以然者，责其极虚也。今阳虚，知在上焦，所以胸痹、心痛者，以其阴弦故也。

【讲义】

脉太过则病，不及亦病。阳微，寸口脉微也，阳得阴脉，为阳不及，上焦阳虚也。阴弦，尺中脉弦也，阴得阳脉，为阴太过，下焦阴实也。凡阴实之邪，皆得以上乘阳虚之胸，所以病胸痹、心痛。胸痹之病，轻者即今之胸满，重者即今之胸痛也。

胸痹之候，胸中满，噎塞不利，习习如痒，喉涩唾燥，甚者心痛肉痹，绞刺胸皮皆痛，拒按。

咳唾引痛，烦闷汗出，痛彻脊背，脉多见浮微，不治，数日能杀人。凡今之胃神经痛、肋间神经痛及食管病皆属之。

117. 短气证辨

【原文】

平人无寒热，短气不足以息者，实也。

【讲义】

平人，素无疾之人也。无寒热，无新邪也。而仍短气不足以息，当是里气暴实，或食或饮，碍其升降之气而然。盖短气有从素虚宿疾而来者，有从新邪暴遏而得者。二者皆非，其为里实无疑，此审因察病之法也。

上节云虚，此又云实。经云：邪之所凑，其气必虚，留而不去，其病为实是也，故胸痹诸方，多用栝楼、枳实、厚朴等攻破之药。

118. 栝楼薤白白酒汤证

【原文】

胸痹之病，喘息咳唾，胸背痛，短气，寸口脉沉而迟，关上小紧数，栝楼薤白白酒汤主之。

【讲义】

诸阳受气于胸而转行于背，气痹不行，则胸背为痛，而气为短也。寸沉迟，关小紧，皆寒客上焦之脉。寸沉迟主阳气衰微，关小紧主胃有阴寒结聚。栝楼性润，专以涤垢除痰；薤白臭秽，以通臭浊之气；白酒佐药力上行而下，故治胸痹。

【方剂】

栝楼薤白白酒汤

栝楼实一枚（捣），薤白半升，白酒七升。

上三味，同煮，取二升，分温再服。

【药物】

薤白 味辛苦，性温滑。解凝药。

药能：散结气瘀血，泄大肠气滞，驱痰饮，治诸疮，烫火伤。

药征：心脏性喘息，或心脏神经痛。

调剂：消化管食积或生病，气管痰结，每与枳实、厚朴合用。

清酒 味苦甘辛，性大热。

药能：通血脉，助药力，厚肠胃。

按：本方之白酒，或用米醋亦验。

119. 栝楼薤白半夏汤证

【原文】

胸痹不得卧，心痛彻背者，栝楼薤白半夏汤主之。

【讲义】

胸痹不得卧，是肺气上而不下也。心痛彻背，是心气塞而不和。盖因痰饮在胸，故于前方中加半夏，治上节各证而呕者。心痛彻背致不得卧，自较上节为重。

【方剂】

栝楼薤白半夏汤

栝楼实一枚（捣），薤白三两，半夏半斤，白酒一斗。

上四味，同煮，取四升，温服一升，日三服。

按：蛔病，间有疑似二方之证者，然二方必有痰涎短气，心痛彻背。蛔病必吐清水或白沫，或呕而痛有转移，以此为异。

120. 枳实薤白桂枝汤证及人参汤证

【原文】

胸痹心中痞，留气结在胸，胸满，胁下逆抢心，枳实薤白桂枝汤主

之，人参汤亦主之。

【讲义】

胸痹自是阳微阴盛，心中痞，气结在胸。正胸痹之症状，再连胁下逆气抢心，则痰饮水气俱是阴寒之邪，动而上逆，胸胃之阳气全难支矣。故用本方行阳开郁，温中降气。若虚寒已甚，不敢开破，用人参汤温补其阳，邪自能消，此治胸痹之又一法也。一治胸中实痰外溢，一治胸中虚痰内结，一病二治，因人之素禀而施。

【方剂】

枳实薤白桂枝汤

枳实四枚，厚朴四两，薤白半斤，桂枝一两，栝楼实一枚（捣）。

上五味，以水五升，先煮枳实、厚朴，取二升，去滓，内诸药，煮数沸，分温三服。

人参汤

人参、甘草、干姜、白术各三两。

上四味，以水八升，煮取五升，温服一升，日三服。

121. 茯苓杏仁甘草汤证及橘枳姜汤证

【原文】

胸痹，胸中气塞，短气，茯苓杏仁甘草汤主之，橘枳姜汤亦主之。

【讲义】

胸痹，胸中急痛，胸中气塞者也。胸中气塞，胸痹之轻者也。此治胸痹之轻剂。两方皆治气塞短气，唯茯苓剂治短气为主，病变在呼吸器，橘皮剂治气塞为主，病变在消化器，此其别也。

【方剂】

茯苓杏仁甘草汤

茯苓三两，杏仁五十个，甘草一两。

上三味，以水一斗，煮取五升，温服一升，日三服。不瘥，更服。

橘枳姜汤

橘皮一斤，枳实三两，生姜半斤。

上三味，以水五升，煮取二升，分温再服。

122. 薏苡附子散证

【原文】

胸痹缓急者，薏苡附子散主之。

【讲义】

寒邪客于上焦则痛急，痛急则神归之，神归之则气聚，气聚则寒邪散，寒邪散则痛缓，此胸痹之所以有缓急者，亦心痛来去之义也。薏苡仁以除痹下气，大附子以温中散寒，此发作性之肋间神经痛。

【方剂】

薏苡附子散

薏苡仁十五两，大附子十枚（炮）。

上二味，杵为散，服方寸匕，日三服。

123. 桂枝生姜枳实汤证

【原文】

心中痞，诸逆心悬痛，桂枝生姜枳实汤主之。

【讲义】

此言胃神经痛之治法，用生姜、枳实，知痛在胃。心中痞如胸痹，诸逆如胁下逆抢心之类，包括痰饮客气而言。悬痛谓牵引而痛，即神经痛之候。

【方剂】

桂枝生姜枳实汤

桂枝、生姜各三两，枳实五枚。

上三味，以水六升，煮取三升，分温三服。

按：胃神经痛用大柴胡、核桃承气合方屡效，方中包括本方之义也。汤本氏谓系狭心证。本方用以治吐水、脐旁有水声者，奇效。

124. 乌头赤石脂丸

【原文】

心痛彻背，背痛彻心，乌头赤石脂丸主之。

【讲义】

心痛彻背，背痛彻心，属痛之剧者。方中全用温辛之药，是痛之属于正虚寒实者，盖寒疝之类也。心痛彻背，当有休止之时，更加背痛彻心，是连连疼痛不休，为阴寒邪甚，阳光欲息，非大辛大热无以峻逐阴邪。又恐散寒开郁太过，故佐赤石脂，固涩而收阳气。

【方剂】

乌头赤石脂丸

蜀椒一两，乌头一分（炮），附子半两（炮），干姜一两，赤石脂一两。

上五味，末之，蜜丸如梧桐子大，先食服一丸，日三服。不知，稍加服。

【附方】

九痛丸，治九种心痛。

九痛丸

附子三两（炮），生狼牙一两（炙香），巴豆一两（去皮，热研如脂），人参、炮姜、吴茱萸各一两。

上六味，末之，炼蜜丸，如梧子大，恒下。强人初服三丸，日三服，弱者二丸。

本方兼治卒中恶，腹胀痛，口不能言。又治连年积冷，流注心胸痛，并冷冲上气，落马坠车血痰等。忌口如常法。

按九种心痛：虫心痛、注心痛、风心痛、悸心痛、食心痛、饮心痛、冷心痛、热心痛、来去心痛。

【药物】

生狼牙 味苦，性寒，有毒。

药能：煎汁，洗恶疮、疥疮、痔。

【总结】

本篇首二节，胸痹、心痛并论，心痛有119、123、124三节，余皆论胸痹。两证虽有缓急轻重之别，实则无大异也。故胸痹之方足以治心痛，至真心痛，则属不治之症。栝楼薤白白酒汤证，以喘息胸痛为主；栝楼薤白半夏汤证，以心痛彻背不得卧为主；枳实薤白桂枝汤证，以胁下逆抢心为主。真噎膈证与枳实薤白桂枝汤，或栝楼薤白白酒汤、茯苓饮、小陷胸等，间以下剂攻之可愈。

【习题】

1. 胸痹见何脉证？

2. 栝楼薤白白酒汤、栝楼薤白半夏汤、枳实薤白桂枝汤三方主治有何异同?

3. 枳实薤白桂枝汤与人参汤何以同主心中痞、胸满等症?

4. 茯苓杏仁甘草汤与橘枳姜汤之异同点安在?

5. 桂枝生姜枳实汤主治何证? 方义如何?

6. 本篇中之附子剂各主何证?

腹满寒疝宿食病脉证治第十

125. 趺阳脉微弦之证治

【原文】

趺阳脉微弦，法当腹满，不满者必便难，两胠疼痛，此虚寒从下上也，当以温药服之。

【讲义】

趺阳，胃脉也。微弦，阴象也。阴加于胃，应见腹满。设不满，是阴邪旁攻腹胁，下闭谷道，而见便难。两胠疼痛，其邪之来源，非自外入，系病从内生，因肾虚则寒，此虚寒从下上攻。因非外寒，故不当散寒而当温中。

129 节寸口脉弦，139 节大黄附子汤证脉紧弦，141 节大乌头煎证脉弦而紧，144 节脉数紧乃弦，皆言脉弦属寒，属胀满。今之急性腹膜炎亦多见脉弦。

126. 腹满虚实辨

【原文】

病者腹满，按之不痛为虚，痛者为实，可下之；舌黄未下者，下之黄自去。

【讲义】

无形之虚气作满，则按之无物，故不痛。有形之实物作满，如宿食在胃，疝气在少腹，按之有物阻碍，故痛而拒按。实者可下，虚者不可下。此以腹满之痛否决其虚实者也，应辨之于舌，舌白为寒，舌黄为热。若腹满拒按而舌黄，知其人因邪实而热盛，更必问其曾经下否。如未经攻下而舌黄者，下之去其热实，舌黄自去，此以舌苔辨寒热者也。阳明篇胁下硬满，不大便而呕，舌上白苔者，可与小柴胡汤。此以舌苔白证其邪未结实，但以舌苔、腹痛证虚实寒热，在阳明证率皆如是。唯杂症之附子粳米汤证、大建中汤证，皆腹痛拒按，系属寒实不可下也。又肠肿疡、套叠扭结等病，亦多拒按，多非可下之证，均当注意，不可攻也。

127. 寒证腹满

【原文】

腹满时减，复如故，此为寒，当与温药。

【讲义】

腹满不减，是有实物，当以承气汤下之。腹满时减，则寒气得阳即减，得阴加满，或聚或散，故当与温药，以散其寒。此乃胃肠弛缓扩张病。

128. 胸寒实下利死证

【原文】

病者萎黄，燥而不渴，胸中寒实而利不止者死。

【讲义】

萎黄由于营养障碍。燥是口燥，属津液不继。肠不吸收水分，故口虽燥而不渴。肠病影响胃机能，故胸中寒实而利不止，是寒结于上，脏脱于下，既不可通，复不可止，故主死也。本节不言腹痛，证属虚寒腹满自在其中。此病多发于小儿，雷鸣切痛，腹满便秘，其病多死。

129. 寒从外得之胁痛

【原文】

寸口脉弦者，即胁下拘急而痛，其人啬啬恶寒也。

【讲义】

寸口脉弦，亦阴邪加阳之象，故胁下拘急而痛，属寒从外得。与趺阳脉弦之两胁疼痛有别，故彼兼便难而此有恶寒也。

130. 禀虚感寒，阳气被抑

【原文】

夫中寒家喜欠，其人清涕出，发热色和者，善嚏。

【讲义】

中寒家素易感寒。127节以腹满时减辨腹满寒热，129节以胁痛恶寒辨中寒之内外，本节以中寒喜欠辨心胸之中寒。古人以欲睡喜欠为阴引阳入，睡醒喜欠为阳引阴出，实皆因疲倦忧愁，血中少氧气而起深呼吸之救济作用耳。中寒家禀赋素虚，故喜欠。又以老人清涕出属阳虚，遇寒清涕出是寒盛。今中寒清涕出，是阳气虚寒；发热色和，系外寒邪未传里之征。善嚏，是因鼻黏膜发炎，受刺激之反射作用，且敏感过甚，是其人外感寒邪，鼻黏膜有炎性渗出物流出。心胸中虽有素寒，而以发热色和，示邪未入内，故喜欠善嚏也。

131. 禀虚感寒

【原文】

中寒其人下利，以里虚也。欲嚏不能，此人肚中寒。

【讲义】

上节以喜欠、清涕自出辨心胸之中寒。本节以下利、欲嚏不能辨腹中寒。下利里气素虚，邪直侵内脏，欲嚏不能者，正为邪追，阳欲动而中止，邪欲去而仍留，阴寒凝滞于里，所以腹痛而不能嚏也。

按：肚中寒，《千金方》作腹中痛。

132. 寒实证当温行之

【原文】

夫瘦人绕脐痛，必有风冷，谷气不行，而反下之，其气必冲。不冲者，心下则痞也。

【讲义】

瘦人形气虚弱，难御外邪。若绕脐痛，兼烦躁潮热，有燥屎则当下。若风冷伤胃，致谷气不行，大便秘，此属寒实。误以寒药下之，因反射作用，上虚者必上冲，中虚者，不上冲则结于心下而作痞矣。此宜温行，言痛不言满者，盖寒疝之类也。

133. 厚朴七物汤证

【原文】

病腹满，发热十日，脉浮而数，饮食如故，厚朴七物汤主之。

【讲义】

前 131 节中寒者感寒而下利，132 节中虚者感寒而便秘，本节胃素强者，病腹满发热。经过十日之久，若感寒而见脉浮数，胃不衰而饮食如故者，可用本方表里双解。但本节之证，非《伤寒论》中之太阳阳明合病，故不用葛根汤、麻黄汤治合病，而用太阴病之桂枝加大黄汤治并病。盖本节先病腹满，后感外邪，且其脉证符并病之例也。今之腹膜炎、急性肠胃炎多见本证，亦适用本方。

【方剂】

厚朴七物汤

厚朴半斤，甘草、大黄各三两，大枣十枚，枳实五枚，桂枝二两，生姜五两。

上七味，以水一斗，煮取四升，温服八合，日三服。呕者加半夏五合，下利去大黄，寒多者加生姜至半斤。

134. 附子粳米汤证

【原文】

腹中寒气，雷鸣切痛，胸胁逆满，呕吐，附子粳米汤主之。

【讲义】

《内经》云：邪在脾胃，阳气不足，阴气有余，则寒中肠鸣腹痛。

盖脾胃喜温而恶寒，腹中切痛，寒也，腹中雷鸣，气也。腹中雷鸣切痛而胸胁逆满者，肠胃以外之寒气也。腹痛雷鸣呕吐者，肠胃内之寒气也。本方和内外之气，散寒止逆。本方与138节之大建中汤皆急性腹膜炎之主方，皆主满痛呕吐。唯此有雷鸣，彼则上冲皮起，如有头足，为异耳。急性腹膜炎之原因，多因腹内脏器之炎症蔓延而起。盖厥冷衰弱、脉细、舌白属虚寒证，厚朴七物汤则治肠胃炎之属实热证者。

【方剂】

附子粳米汤

附子一枚（炮），半夏半升，甘草一两，大枣十枚，粳米半升。

上五味，以水八升，煮米熟汤成，去滓，温服一升，日三服。

【治验】

胃寒反胃，本方加丁香十枚，砂仁半钱；大便秘者，加枳壳半钱；又呃逆不已，本方加川椒、丁香各三十五粒；又若剧痛及心胸者，本方合大建中汤奇效。本方用粳米主切痛也，《外台》腹痛用秫米一味可证。本方治澼饮腹痛甚效。又寒疝病腹中有块跳动，有本方证者皆效。

135. 厚朴三物汤证

【原文】

痛而闭者，厚朴三物汤主之。

【讲义】

腹满而痛，下利者，用理中汤，所以温其中也。腹满而痛，便秘者，用厚朴三物汤，所以开其下也。本方与小承气汤同，但承气意在荡实，故君大黄。三物意在行气，故君厚朴。本方亦治腹膜炎、肠炎，与七物汤较，而无发热、脉浮之候。

【方剂】

厚朴三物汤

厚朴八两，大黄四两，枳实五枚。

上三味，以水一斗二升，先煮二味，取五升，内大黄，煮取三升，温服一升，以利为度。

136. 大柴胡汤证

【原文】

按之心下满痛者，此为实也，当下之，宜大柴胡汤。

【讲义】

按之满痛，为有形之实。邪实则可下，而心下满痛，则结处当高，与腹中满痛不同，故不宜承气，而宜大柴胡汤。今释，腹膜之病，可用阳明太阴一类之方。肋膜之病，可用少阳一类之方。七物、三物阳明之类方也，附子粳米、大建中太阴之类方也，皆治肠胃病，兼治腹膜病、肋膜病。如肋膜炎、肋间神经痛，则小柴胡汤，或合小陷胸、柴胡桂姜、柴胡桂枝汤等，皆得选用，故大柴胡汤者，治肋膜炎之实证者也。

137. 大承气汤证

【原文】

腹满不减，减不足言，当须下之，宜大承气汤。

【讲义】

减不足言，谓虽减而不足云减，所以形其满之至也，故宜大下。以上三方，虽缓急不同，攻泄则一，所谓中满者泄之于内也。厚朴三物汤证满痛在大腹部，大柴胡汤证满痛在胸胁心下，而延及下腹部，大承气汤证满痛在绕脐部，以此为辨。

138. 大建中汤证

【原文】

心胸中大寒痛，呕不能饮食，腹中寒，上冲皮起，出见有头足，上下痛而不可触近，大建中汤主之。

【讲义】

心胸中大寒痛，谓腹痛连及心胸而痛也。大寒痛者，以有厥逆、脉伏等大寒之证也。呕逆不能食者，是寒格于中。上冲皮起，出见有头足者，是寒甚坚聚于腹。上下痛不可触近，是内而脏腑，外而经络，痛之甚，亦由寒之甚也。用大建中，以椒、姜大散寒邪，人参、胶饴大建中虚，温覆微汗，则寒去而痛止，此治腹中寒之法也。今释，如有头足，乃肠蠕动过剧，可望而知，兼呕吐、痛不可近，为肠之套叠扭结，急性肠炎及急性腹膜炎皆有此症。本方治胃肠炎之寒证，且温药镇静，缓和肠之蠕动，其套叠亦可宽解。

【方剂】

大建中汤

蜀椒二合（炒去汗），干姜四两，人参二两。

上三味，以水四升，煮取二升，去滓，内胶饴一升，微火煎取一升半，分温再服。如一炊顷，可饮粥二升，后更服。当一日食糜粥，温覆之。

【药物】

蜀椒　辛温，有毒。

药能：治寒冷，留饮宿食，肠澼下利泄精，癥瘕水气。以腹膜间寒冷为主而有上述之症也。

【治验】

寒饮升降，心腹剧痛而呕，故治疝瘕腹痛。又治夹蛔虫者，或大便秘。

139. 大黄附子汤证

【原文】

胁下偏痛，发热，其脉紧弦，此寒也，以温药下之，宜大黄附子汤。

【讲义】

胁下属肝脾部位。发热，脉数大，胃热实。发热，脉弦紧，脾寒实，当以温药下之。佐细辛以散肝邪，此下肝脾寒实之法也。本证属疝病，治宿疾之法，亦即水毒壅塞之明征也。

【方剂】

大黄附子汤

大黄三两，附子三枚（炮），细辛二两。

上三味，以水五升，煮取二升，分温三服。若强人，煮取二升半，分温三服。服后如人行四五里，进一服。

按：本方主偏痛，不拘左右，凡胸肋至腹痛者宜之。但乌头桂枝汤主腹中央痛，而及于满腹。本方主胁下痛而牵引他处。温利之剂，以本方及桂枝加大黄汤为祖。

【治验】

一男子膝肿刺痛，经三四年不愈，与本方愈，此当是坐骨神经痛。

140. 赤丸证

【原文】

寒气厥逆，赤丸主之。

【讲义】

《医宗金鉴》以本方之文之方，必有简脱。按：本方可治痰饮。

【方剂】

赤丸

茯苓四两，半夏四两（洗），乌头二两（炮），细辛一两。

上四味，末之，内真朱为色，炼蜜丸如麻子大，先食酒饮下三丸，日再夜一服。不知，稍增之，以知为度。

【治验】

治厥逆恶寒，心下悸者，或呕而腹痛者。又疝家胁腹挛痛，恶寒，腹中辘辘有声，呕而眩悸。若不能酒服，白汤送下。

141. 大乌头煎证

【原文】

腹痛，脉弦而紧，弦则卫气不行，即恶寒，紧则不欲食，邪正相搏，则为寒疝。寒疝绕脐痛，若发则白汗出，手足厥冷，其脉沉弦者，大乌头煎主之。

【讲义】

弦紧皆阴脉之象。尤氏谓弦之阴从内生，紧之阴从外得。弦则卫气不行而恶寒者，阴出而痹其经外之阳也。紧则不欲食者，阴入而痹其胃之阳也。卫阳与胃阳并衰，而内寒与外寒交感，由是阴反无畏而上冲，阳反不治而下伏，所谓邪正相搏，即为寒疝者也。

疝气病多在小肠，因寒则发，故名。《巢源》疝名有七，厥、癥、寒、气、盘、胕、狼是也。又有五疝之名，石、血、阴、妒、气是也。凡因肠病套叠、狭窄、肿瘤而疼痛者，见脉沉弦，服本方皆验。

【方剂】

乌头煎

乌头大者五枚（熬去皮，不㕮咀）。

上以水三升，煮取一升，去滓，内蜜二升，煎令水气尽，取二升，强人服七合，弱人服五合。不差，明日更服，不可一日再服。

【治验】

寒疝腹痛，呼号欲死，面色如土，冷汗，肢厥，烦躁，服本方，吐水数升，其病立止。凡治下焦之剂，药不可多。此沉寒痼冷，一味单行，力大而厚。

142. 当归生姜羊肉汤证

【原文】

寒疝腹中痛，及胁痛里急者，当归生姜羊肉汤主之。

【讲义】

此治寒多血虚之法。当归、生姜温血散寒，羊肉补虚益血。本节无恶寒、汗出、肢厥，故不用乌头煎之大温大散，而用本方养正为本，散寒为次。服乌头煎病势退者，亦当与之。

【方剂】

当归生姜羊肉汤

当归三两，生姜五两，羊肉一斤。

上三味，以水八升，煮取三升，温服七合，日三服。若寒多者，加生姜成一斤；痛多而呕者，加橘皮二两，白术一两。加生姜者，亦加水五升，煮取三升二合，服之。

按：本方宜于血燥液枯者，与乌附剂判然有别，诊时宜注意，故本方可治产后下寒。

143. 乌头桂枝汤证

【原文】

寒疝腹中痛，逆冷，手足不仁，若身疼痛，灸刺诸药不能治，抵当乌头桂枝汤主之。

【讲义】

乌头煎主寒气专盛于里，本证表里俱寒，较乌头煎证轻而有身疼痛之表证，盖寒疝之感寒而发者。

【方剂】

乌头桂枝汤（抵当二字衍文）

乌头。

上一味，以蜜二斤，煎减半，去滓，以桂枝汤五合解之，令得一升，初服二合；不知，即服三合；又不知，复加至五合。其知者，如醉状，得吐者，为中病。

按：本方乌头无枚数，盖大乌头煎与桂枝汤合方应作五枚。

144. 寒疝脉象

【原文】

其脉数而紧乃弦，状如弓弦，按之不移。脉数弦者，当下其寒；脉紧大而迟者，必心下坚；脉大而紧者，阳中有阴，可下之。

【讲义】

《医宗金鉴》云：自节首至"脉数弦者"之十九字衍文，"当下其寒"四字，当在"必心下坚"之下，文义始属。脉紧大而迟，乃寒实之脉，症必见心下坚硬，治则当下其寒。脉大而紧者，阳中有阴，大者为实，紧者阴实，故可下之。

尤氏谓脉数为阳，紧弦为阴，阴阳参见，是寒热交至也。然就寒疝言，则数反从弦，故其数为阴。疑于阳之数，非阳气生热之数矣。如就风疟言，则弦反从数，故其弦为风，从热发之弦，而非阴气生寒之弦者，此适相发明也。故曰脉数弦者，当下其寒。紧而迟，大而紧亦然，大虽阳脉，不得为热，正以形其阴之实也，故曰阳中有阴可下之。

【附方】

《外台》乌头汤

治寒疝腹中绞痛，贼风入攻五脏，拘急不得转侧，发作有时，使人阴缩，手足厥逆。

《外台》走马汤

治中恶心痛腹胀，大便不能。

通巴豆一枚（去皮心，熬），杏仁二枚。

上二味，以绵缠，捶令碎，热汤二合，捻取白汁，饮之当下。老小量之，通治飞尸鬼击病。

按：《巢源》云中恶是人精神衰弱，便中邪气，其状卒然心腹刺痛，闷乱欲死。急尸者，忽然而至，其状亦心腹刺痛，胸胁腹内绞急切痛，不可抑按，或吐血，或鼻中出血，或下血，一名鬼排。

痛剧于腹部者，谓之疝。痛剧于心胸部者，谓之中恶飞尸鬼击。

《外台》柴胡桂枝汤

治心腹卒中痛者。

按：有表邪而夹内寒者，乌头桂枝汤证也。有表邪而夹内热者，本方证也。

乌头桂枝汤用乌头十五枚，桂心六两，芍药四两，甘草二两，生姜一斤，大枣十枚。

按：腹满热实证，厚朴七物、厚朴三物、大柴胡、大承气等汤是也。125 节脉弦腹满，128 节病者萎黄，与 127 节腹满时减、复如故之寒实不同。寒疝如 141 节，腹痛、脉弦而紧，与大乌头煎。134 节雷鸣切痛，胸胁逆满，呕吐，附子粳米汤，138 节呕不能食，腹皮如有头足，不可触，大建中汤，142 节腹胁痛里急，当归生姜羊肉汤，143 节腹痛肢冷，身痛，乌头桂枝汤，139 节胁下偏痛，发热脉弦，大黄附子汤等，皆属寒疝。应详分其异同，自不难应用矣。

【习题】

1.腹满有虚实寒热，何以别之？

2.何谓寒疝，以何种方剂治之？

3.寒疝中所列各方见证如何区别？其病理如何？

4.寒疝之脉象如何？

145. 宿食脉象及方治之一

【原文】

问曰：人病有宿食，何以别之？师曰：寸口脉浮而大，按之反涩，尺中亦微而涩，故知有宿食，大承气汤主之。

【讲义】

问曰：人病腹满而痛，何以知有宿食？师曰：寸口脉浮大者，谷气多也。谷多不能益，反伤，故按之反涩，血气为之不利也。尺中亦微而涩者，中气阻滞，水谷之精气不能下达也。此因宿食为病，故宜大承气汤下之。

尺中亦微而涩六字，乃从上贯下。设仅见微涩，按之不实，属胃气虚寒，冷食停滞之候。当从枳实理中，助胃消导，岂宜大下，故知宿食脉必大涩而实。唯病宿食者，往往右关脉沉滑，然如验之于证，用大承气汤，理宜慎之。宿食云者，宿谷未消，新谷复入，脾胃既弱，故不能磨，令人腹胀气急，吞酸嘈杂，时复憎寒壮热也。

146. 宿食脉象及方治之二

【原文】

脉数而滑者，实也。此有宿食，下之愈，宜大承气汤。

【讲义】

《伤寒论》阳明篇云：脉滑而数者，有宿食也。当下之，宜大承气汤。《医宗金鉴》云：腹满而痛，脉数而滑者，实也。此有宿食，故当下之。李彣曰：滑者水谷之气盛也。若滑而兼数，则实热已入胃腑矣，故云有宿食可下之。因此可知本节必有腹满而痛之症，实而有力之脉，方于滑数脉象中，断为实，宜大承气汤下之。

147. 宿食症状及方治

【原文】

下利不欲食者，有宿食也，当下之，宜大承气汤。

【讲义】

程应旄曰：伤食恶食，故不欲食，与不能食者自别。下利有此，更无别样虚证，知非三阴下利，而为宿食之下利也，故当下之。《医宗金鉴》云：初下利不欲食者，是伤食恶食不欲食，久下利不欲食者，是伤脾不能食也。盖伤食而下利者，食停胃中，阻遏生化之机，致肠中水谷不别而利，必须攻击胃中宿食，肠胃机能恢复，则欲食而利止矣。

按：宿食数节，皆以大承气汤攻下者，举例以明。盖三承气及诸下剂皆在其中，非宿食必属大承气汤证也。

148. 宿食吐法

【原文】

宿食在上脘，当吐之，宜瓜蒂散。

【讲义】

凡病属阳实，其毒上迫于胸咽，温温欲吐者，当因其势而吐之。《医宗金鉴》以部位论治，理亦可通。

149. 宿食脉象

【原文】

脉紧如转索无常者，有宿食也。

【讲义】

脉紧如转索无常者，紧中兼有滑象也，不似外感之浮紧，冷痛之沉紧，故寒气所束者紧而不移。食气所发者，乍紧乍滑，如以指转索之状。盖宿食中阻，气艰于行，屈曲旁行，有如是也。

150. 宿食脉证

【原文】

脉紧头痛风寒，腹中有宿食不化也。

【讲义】

脉紧头痛，是外伤风寒病。脉紧腹痛，是内伤宿食病。此脉证绝似伤寒，而非伤寒者，以身不疼，腰脊不强故也。然浮沉亦自有辨，浮紧为伤寒，沉紧为伤食。上节言冷痛沉紧，必无头痛。宿食郁气，上为头痛，乃胃病自家中毒证也。

以上六节论宿食脉证及治法，方均见伤寒。

【习题】

1.试举宿食之各种脉象，并述其理。

2.宿食何以适用大承气汤？

五脏风寒积聚病脉证治第十一

151. 肺中风

【原文】

肺中风者，口燥而喘，身运而重，冒而肿胀。

【讲义】

《医宗金鉴》云："身运而重"，当是"头运身重"，"冒而肿胀"，当是"冒风而肿胀"，始与文义相合。此必传写之误。

肺中风者，津结而气壅。津结则不上潮而口燥，气壅则不下行而作喘。肺受风邪，大气则伤，故身欲动而重也。冒而肿胀者，气伤水不行也，所谓水聚气停，输化无权是也。

按：本章方剂仅二首，证既不详，方亦无考，疑系后人所补，系另一派之学说。

152. 肺中寒

【原文】

肺中寒，吐浊涕。

【讲义】

浊涕即鼻塞，吐黏痰，呼吸器常见之症。痰涕皆从口出也，上节之口燥，知是不吐浊涕，殆以风则生热，故口燥，寒则化水，故吐浊涕。

153. 肺脏死脉

【原文】

肺死脏，浮之虚，按之弱如葱叶，下无根者，死。

【讲义】

此所谓真脏脉也。脉法，真脏脉见者死，浮之谓轻按，按之谓重按。《内经》云：肺死脏，浮而虚；肝死脏，浮而弱；心脏死，浮而实；脾脏死，浮而大；肾脏死，浮而坚。五脏俱兼浮者，以真气涣散，不收无根之谓也。

154. 肝中风

【原文】

肝中风者，头目瞤，两胁痛，行常伛，令人嗜甘。

【讲义】

肝主风，外合于筋。肝中风，邪风胜则动，故头目瞤动也。两胁肝之部，肝受病，故两胁痛也。风伤筋，故行常伛偻也。肝苦急，欲甘缓之，故令人嗜甘也。

155. 肝中寒

【原文】

肝中寒者，两臂不举，舌本燥，喜太息，胸中痛，不得转侧，食则吐而汗出也。

【讲义】

肝中寒，两臂不举，筋骨得寒邪，必拘缩不伸也。舌本燥，寒郁而内热生。喜太息，胸中痛者，肝为寒郁，胸膈格阻，气不流畅也。不能转侧者，两胁痛满，辗转不安也。食则吐而汗出者，厥阴之寒侵胃，胃不受食，食已则吐，如《伤寒论》厥阴篇所云，即寒邪上逆之征也。

156. 肝死脏

【原文】

肝死脏，浮之弱，按之如索不来，或曲如蛇行者，死。

【讲义】

肝脉而见浮之弱，按之如索，是肝之弦象也，如索则弦紧俱见。常人脉有来复，乃阴阳和谐。今有去无来，是无胃气，或曲如蛇行，均属肝脏死脉。

157. 肝着旋覆花汤证

【原文】

肝着，其人常欲蹈其胸上，先未苦时，但欲饮热，旋覆花汤主之。

【讲义】

肝脏气血瘀滞，着而不行，故名肝着。然肝虽着而气反注于肺，故其人常欲蹈其胸上。胸者肺之位，蹈之欲使气疏通，去其痞塞不快也。先未痞塞时，但欲饮热者，乃寒气为病也。《医宗金鉴》云：旋覆花汤主之六字与本病不合，当是衍文。

158. 心中风

【原文】

心中风者，翕翕发热，不能起，心中饥，食即呕吐。

【讲义】

　　心主热，中于风，则风热相搏，而翕翕发热不能起。心中虽饥，以风逆于上，食即呕吐。盖火在胃，虽嘈杂而饥，邪热不能杀谷，仍吐出也。

159. 心中寒

【原文】

心中寒者，其人若病，心如啖蒜状，剧者心痛彻背，背痛彻心，譬如蛊注。其脉浮者，自吐乃愈。

【讲义】

　　心恶寒，寒邪干之，心火被敛而不得越，则如啖蒜状而辛辣，愦愦然无奈，甚则心痛彻背，如蛊注之状。若脉浮，邪在上焦，得吐利，寒邪越于上，其病乃愈。

　　寒则为阴邪外束，火内郁，故如啖蒜状，似辣而非痛。剧则痛彻心背，蛊注状者，绵绵不休之谓。脉浮是邪未结实，故可吐之而愈。

160. 心伤病

【原文】

心伤者，其人劳倦，即头面赤而下重，心中痛而自烦，发热，当脐

跳，其脉弦，**此为心脏伤所致也。**

【讲义】

心伤者，心伤病之人也。因劳倦扰其心，心阳盛于上，故头面赤。上盛则下虚，故下重而无力。心中痛而自烦发热者，因心虚失养，热动于中也。当脐跳者，心虚于上，肾动于下也。脉弦，心中痛之反射。

161. 心死脏

【原文】

心死脏，浮之实如丸豆，按之益躁急者，死。

【讲义】

心中风寒之邪，若脉见浮之极，实如丸豆之状，即《内经》所谓真心脉至。坚而搏，如循薏苡子，累累然是也。按之益躁疾，乃心脏死脉也。

162. 血气少之癫狂证

【原文】

邪哭使魂魄不安者，血气少也。血气少者属于心，心气虚者，其人则畏，合目欲眠，梦远行，而精神离散，魂魄妄行。阴气衰者为癫，阳气衰者为狂。

【讲义】

悲伤哭泣，如邪所凭，其标有稠痰、浊火之殊，其本则皆心虚而血气少所致也。于是窹寐恐怖，精神不守，魂魄不居，为癫为狂。虽经云重阳者狂，重阴者癫，与本节阴衰为癫，阳衰为狂不合。注家有谓阴衰指正阴衰、邪阴盛，故其病为癫；阳衰指正阳衰、邪阳亢，其病为狂。

本节是神经衰弱，缺乏血液营养，神经衰弱甚，发为歇斯底里等病，颇似癫狂。今日所谓之癫狂症，尚未尽于是也。

163. 脾中风

【原文】

脾中风者，翕翕发热，形如醉人，腹中烦重，皮目睏睏而短气。

【讲义】

风为阳邪，故中风必翕翕发热。脾主肌肉四肢，风行于肌肉四肢之间，则身懈惰，四肢不收，形如醉人。腹为阴，阴中之至阴脾也，故腹中烦重。《内经》云：肌肉蠕动，命曰微风，以风入于中摇于外而为睏动。腹烦重，隔其气息，故短气。

164. 脾死脏

【原文】

脾死脏，浮之大坚，按之如覆杯，洁洁状如摇者，死。

【讲义】

脾中风寒之邪，若脉见浮之大坚，失其和缓，按之状如覆杯，高而内空，洁洁空而无有之象，状如摇者，乃脉躁疾不宁，气将散也，故主死。

按：脾缺中寒之文。

165. 麻仁丸证

【原文】

跌阳脉浮而涩，浮则胃气强，涩则小便数，浮涩相搏，大便则坚，其脾为约，麻子仁丸主之。

【讲义】

跌阳，胃脉也。胃为水谷之海，浮为阳脉，故胃气强而能食。小便数则津液亡，故脉涩。盖脾主为胃行津液，此以胃强脾弱，约束津液，不能四布，但输膀胱，致小便数而大便坚。麻仁丸通便润燥。

【方剂】

麻子仁丸

麻子仁二升，芍药半斤，枳实一斤，大黄一斤，厚朴一尺，杏仁一升。

上六味，末之，炼蜜和丸梧子大，饮服十丸，日三，以知为度。

166. 甘姜苓术汤证

【原文】

肾着之病，其人身体重，腰中冷，如坐水中，形如水状，反不渴，小便自利，饮食如故，病属下焦，身劳汗出，衣里冷湿，久久得之，腰以下冷痛，腹重如带五千钱，甘姜苓术汤主之。

【讲义】

肾着者，谓肾为寒湿所伤。寒湿着而不行，故体重腰冷。如坐水中虽言其冷，亦形其似肿之状，但非水乃湿，故反不渴而小便自利。饮食如故，以病不在胃而在肾。其病因由于身劳汗出，衣里冷湿，久久伤之也。腰冷痛，寒胜也。腰重，湿胜也。如带五千钱，重之甚也。本方补肾以制水散寒渗湿。

按：论肾病中，缺中寒中风，必系脱简。

【方剂】

甘草干姜茯苓白术汤

甘草、白术各二两，干姜、茯苓各四两。

上四味，以水五升，煮取三升，分温三服，腰中即温。

【治验】

治冒雨着湿，胃吐血，小便不利，鼻出清涕者。妊妇浮肿，小便自利，喘咳者。老人小便失禁。男女遗尿至十四五岁犹不已，本方加蝮蛇霜，又加附子。妇人久带，腰冷加红花。又治阴唇肿，小便淋漓，腰冷失眠，足弱失精，身肿等。凡水毒集中于下半身而见身重肢厥等症，并皆治之。其脐下不仁有似八味丸证，但无口渴烦热。

167. 肾死脉

【原文】

肾死脉，浮之坚，按之乱如转丸，益下入尺中者，死。

【讲义】

肾中风寒之邪，若见浮之极坚，按之乱动如转丸，及下入尺中，皆如是者，肾真藏之脉见也。《内经》云：辟辟如弹石曰肾死，即此意也。

按：本篇所谓中风中寒与伤寒之中风寒不同，与半身不遂之中风亦异。虽与《内经》之五脏风近似，而其证亦各不同，故知此别是一家之言，不必作牵强附会也。

168. 三焦气虚

【原文】

问曰：三焦竭部，上焦竭善噫，何谓也？师曰：上焦受中焦气未和，不能消谷，故能噫耳。下焦竭，即遗溺失便，其气不和，不能自禁制，不须治，久则愈。

【讲义】

三焦竭部者，谓三焦有虚竭，而不各归其部，不相为用也。上焦受气于中焦，下焦生气于中焦，互相为用则为和。若中焦虚竭，不能消化水谷，谷气不受，则上焦不相为用而失和也。谷气不宣，气郁则善噫，下焦虚竭，不能供生升之气于中焦，则失和也，故遗溺失便。此所谓上虚不能制下者也。云不须治，谓不须治其下焦，俟正气复自愈。

按：膀胱括约肌麻痹则遗溺，直肠括约肌麻痹则失便。古人谓气不和，但调理脾胃，久则自愈。

169. 三焦寒热证辨

【原文】

师曰：热在上焦者，因咳为肺痿；热在中焦者，则为坚；热在下焦者，则尿血，亦令淋秘不通。大肠有寒者，多鹜溏；有热者，便肠垢。小肠有寒者，其人下重便血；有热者，必痔。

【讲义】

上焦因热而咳，因咳为肺痿，是呼吸器病。中焦因热而胃实脾约，皆为坚也，是消化器病。下焦因热而尿血，是膀胱尿道病。后半节论大小肠寒热病证，多有参差，未能逐一牵强作解。兹统论肠之机能，厥有三端：分泌、吸收、蠕动。小肠主分泌肠液，与肝脾所分泌之消化液共成消化作用。小肠主吸收脂肪、碳水化合物及大部分蛋白，为全身输送营养。大肠吸收水分使便硬结。大小肠协同蠕动，迫废物下行，故大小肠病则水多而鹜溏矣。大肠直肠病则便肠垢，下重便血矣。唯多属于热，痔多属热，盖因直肠充血。

170. 积聚证

【原文】

问曰：**病有积、有聚、有谷气，何谓也？师曰：积者，脏病也，终不移；聚者，腑病也，发作有时，展转痛移，为可治；谷气者，胁下痛，按之则愈，复发为谷气。**

171. 积聚脉

【原文】

诸积大法，脉来细而附骨者，乃积也。寸口，积在胸中；微出寸口，积在喉中；关上，积在脐旁；上关上，积在心下；微下关，积在少腹；尺中，积在气冲。脉出左，积在左；脉出右，积在右；脉两出，积在中央。各以其部处之。

【讲义】

积属阴，故曰脏病，无时不有，不移其处也。聚属阳，故曰腑病，发作有时，辗转痛移，为可治，谓腑病易治也，即后世所谓痞块疝瘕，系一种发作性疼痛。谷气者，食积胁下痛也。按之则止，不按复痛，以气得按暂散，故痛暂止也。诸积赅气血痰食而言。脉来细而附骨，谓细而沉之至，诸积皆阴故也。积病不移，其气血不复上行外达，故沉细不起。历举脉出之所，以决受积之处。中央有积，其气不能分布左右，故两手俱沉细也。

按：本篇文气与一般不同，疑非经文，方剂仅列三首，尤难推测。

【习题】

1. 麻子仁丸主治何证？

2. 甘姜苓术汤主治何证？

3. 试述大小肠之功能？

痰饮咳嗽病脉证治第十二

172. 饮之类别有四

【原文】

问曰：夫饮有四，何谓也？师曰：有痰饮，有悬饮，有溢饮，有支饮。

173. 四饮证辨

【原文】

问曰：四饮何以为异？师曰：其人素盛今瘦，水走肠间，沥沥有声，谓之痰饮；饮后水流在胁下，咳唾引痛，谓之悬饮；饮水流行，归于四肢，当汗出而不汗出，身体疼重，谓之溢饮；咳逆倚息，短气不得卧，其形如肿，谓之支饮。

【讲义】

以饮病之情状，水流之部位而分四饮，曰痰饮，曰悬饮，曰溢饮，曰支饮。若以新久而分，皆留饮、伏饮之类。饮虽有四，独以痰饮名之者。盖水积阴为饮，饮凝阳为痰，分言有四，总为痰饮。痰饮者，津液病之总称，而又以肠间沥沥有声，为痰饮者。犹伤寒为外邪之统名，而又以麻黄汤证呼为伤寒之类，同一例也。

　　吾人体液循环，稍有障碍，停于局部，即病痰饮。若黏膜、浆膜之分泌亢进，吸收障碍，淋巴液还流障碍，瘀血等，皆是为饮。其病变多在消化、呼吸器等，部位多在胸腹四肢。体液停于脏腑间者，多属痰饮；浸于组织中者，多为水气。痰饮者，以平人水谷之气，入胃变化，变化精微，以充肌肉则形盛，否则但化痰饮，水走肠间沥沥有声，其人则瘦。今之慢性胃扩张、慢性胃炎之有多量黏液者，因胃运动之衰弱，食水停滞不下达小肠，而营养障碍，即此病也。悬饮者，犹物悬挂。胁乃阴阳之道路，悬饮阻抑往来之气，咳则气吸引痛，即浆液性肋膜炎之类。若饮水流行，泛于四肢皮肤肌肉之间，即当汗出而散。设不汗出，凝逆经隧，身体疼重，而为溢饮。经谓溢饮者，暴渴多饮，而溢入肌皮肠胃之外是也。若溢出于胃，从下注上，贮于胸膈之间，壅遏肺气，上逆而内则咳逆倚息，短气不得卧，外应皮毛，肺气壅而不行，则如肿，故为支饮。

　　按：溢饮当有四肢水肿，支饮之水，当在胃中。

174. 水在心

【原文】

水在心，心下坚筑，短气，恶水不欲饮。

【讲义】

　　坚，实也。筑，悸动也。凡胃中有水者，恒因水势荡漾而心下悸且实，因之横膈膜不能下移动而短气，胃中不能再容水，故不欲饮。汤本氏以此属苓桂术甘汤证。

175. 水在肺

【原文】

水在肺，吐涎沫，欲饮水。

【讲义】

连绵不断为涎，轻浮而白为沫。本证即咳而吐涎也，吐多则津液干，故欲饮水。

176. 水在脾

【原文】

水在脾，少气身重。

【讲义】

脾主肌肉，且恶湿。濡滞则身重，运转不灵，中气不足而少气。盖因水之新陈代谢发生障碍，肌肉停水多故也。

177. 水在肝

【原文】

水在肝，胁下支满，嚏而痛。

【讲义】

胁下为肝之部位，故胁下支满曰水在肝，即今之湿性胸膜炎，牵引作痛也。

178. 水在肾

【原文】

水在肾，心下悸。

【讲义】

古人谓，肾气凌心，故筑然而悸也。

按：四饮之水，或流肠间，或流胁下，或归四肢，或在胸膈，当不能尽水之为病，故又设五脏之水以详之。以五脏言病，似与经例不符耳。

179. 心下留饮

【原文】

夫心下有留饮，其人背寒冷如掌大。

【讲义】

留饮即痰饮之留而不去者，非四饮之外，别有留饮、伏饮也。背寒冷如掌大者，饮留之处，阳气所不入也。心下留饮，即胃停水。

180. 留饮证

【原文】

留饮者，胁下痛引缺盆，咳嗽则辄已。

【讲义】

"辄已"二字，《脉经》《千金方》皆作"转甚"。缺盆，锁骨上窝肺尖部分，饮留胁下而痛上引缺盆则咳，咳则痛引胁下而转甚，此属悬饮。

181. 留饮脉证

【原文】

胸中有留饮，其人短气而渴，四肢历节痛，脉沉者，有留饮。

【讲义】

胸中属上焦，今为留饮阻碍，气为之短，津不上达，则口渴。饮者湿之类也，流于关节则四肢历节痛。经曰：脉得诸沉者，当责有水，脉不浮，非外之邪也。

水饮之病，有恶水不欲饮者，因胃中水满之故。有渴者，因水不吸收，二者皆以去水为治。

182. 伏饮证

【原文】

膈上病痰，满喘咳吐，发则寒热，背痛腰疼，目泣自出，其人振振身𥉻剧，必有伏饮。

【讲义】

伏饮即痰饮之伏而不觉者，发则始见身热、背痛、腰疼，有似外感，而兼见喘满咳唾，则《类证活人书》所谓痰之为病，能令人憎寒发热，状类伤寒者也。目泣自出，振振身𥉻动，饮发而上逼液道，外攻隧道。本节当属支饮之类，真武汤证也。

183. 饮之脉证

【原文】

夫病人饮水多，必暴喘满。凡食少饮多，水停心下，甚者则悸，微者短气，脉双弦者，寒也，皆大下后善虚；脉偏弦者，饮也。

【讲义】

饮水多二句，言饮之新成。食少饮多四句，言饮之渐积。一手见两弦脉，当以正气虚寒论治，弦则为减是也。设一手独弦，明病气偏着，偏着者为实邪，则又当以攻邪论治。咳逆短气是支饮所有，悸是痰饮支饮所俱。《伤寒论》太阳中篇云："发汗后，饮水多必喘"，又"太阳病小便利者，以饮水多，必心下悸"。夫饮水暴喘为暂时现象，然使胃本无病，则饮后水自下降，不致停蓄。唯胃运动衰弱者，水与胃原有之黏液相和，致胃中停水多而悸，阻碍横膈膜之推动则短气。《医宗金鉴》"喜虚"作"里虚"为是。

184. 肺饮脉证

【原文】

肺饮不弦，但苦喘短气。

【讲义】

肺饮，饮之在肺中者。五脏独有肺饮，以其虚而能受也，径言咳脉多弦。今肺饮但喘而短气，义在脉不弦亦属肺饮，非谓肺饮脉必不弦也。

185. 支饮脉证

【原文】

支饮亦喘而不能卧，加短气，其脉平也。

【讲义】

尤氏谓支饮上附于肺，即同肺饮，故亦喘而短气，其脉亦平而不必弦。以上节所谓不必见弦，然必不弦。夫咳为肺病，水即是饮，而其脉弦。今云肺饮不弦，支饮脉平，盖胃中有水，亦属咳家，非尽关肺也。属关膈也。

186. 痰饮治法

【原文】

病痰饮者，当以温药和之。

【讲义】

痰饮皆因机能不振，故当以温药恢复其机能，如小半夏汤、苓桂术甘草汤之类是也。

187. 痰饮之苓桂术甘汤证

【原文】

心下有痰饮，胸胁支满，目眩，苓桂术甘汤主之。

【讲义】

心下，属胃之部位。痰饮，蓄水也。胃有蓄水，气上冲而作胸胁支满，目眩，故用桂枝、甘草化气，白术健脾，茯苓消饮下行，即温药行之之义也。

188. 苓桂术甘汤肾气丸两方证

【原文】

夫短气，有微饮，当从小便去之，苓桂术甘汤主之，肾气丸亦主之。

【讲义】

短气有微饮，即 183 节微者短气之义。水停心下皆见短气，治水必当利小便。尤氏云：气为饮抑则短，欲引其气，必除其饮。苓桂术甘培胃气以行水，施于胃阳不足之人，症见胸胁逆满。肾气丸治肾虚不能收摄水，施于肾阳不足之人，症见脐下不仁。一病二方，因证而施，而利小便以行水，其法一也。

189. 留饮之甘遂半夏汤证

【原文】

病者脉伏，其人欲自利，利反快，虽利，心下续坚满，此为留饮欲去故也，甘遂半夏汤主之。

【讲义】

脉伏是水邪压迫，气血不通。欲自利，利反快者，盖水流湿而就下。以下为暂泄其势，故暂安适也。若心下原有坚满，下利后坚满稍弛，但不久仍见坚满，此为留饮不能遽去之候，故用本方以下心下之坚满。汤本氏谓，此证为肝脏左叶肿大，连及心下也，为腹水之一种，因肝脏硬变而起者也。

【方剂】

甘遂半夏汤

甘遂大者三枚，半夏十二枚（以水一升，煮取半升，去滓），芍药五枚，甘草如指大一枚（炙）。

上四味，以水二升，煮取半升，去滓，以蜜半升，和药汁煎取八合，顿服之。

按：《千金》甘遂半夏同煎，芍药甘草同煮，复以蜜和二药，汁再煎。又本方剂量皆以枚称，似皆以指大为准。考《医心方》引《小品方》云：人参一枚，以重二分为准，即十二铢。按本方为留饮主方，用于支饮及脚气等气喘者，有缓和之妙。本方不加蜜则无效。

190. 水饮脉象之一

【原文】

脉浮而细滑，伤饮。

【讲义】

凡饮病得脉浮而细滑者，为痰饮初病，水邪未深之诊也。饮脉当沉，今脉浮者，水在肺也。伤饮者，外饮之所骤伤，而非停积之水也。

191. 水饮脉象之二

【原文】

脉弦数，有寒饮，冬夏难治。

【讲义】

尤氏云：脉弦数而有寒饮，则病脉相左。冬则时寒助饮，欲以热攻，则脉数必甚。夏则时热助脉，欲以寒治，则寒饮为碍，故曰难治。

以上二节，以脉测病，疑非经文。

192. 悬饮之十枣汤证

【原文】

脉沉而弦者，悬饮内痛。病悬饮者，十枣汤主之。

【讲义】

脉沉主病在里。脉弦为痛、为饮、为寒、为癖。悬饮结积，在内作痛，故脉见沉弦。尤氏云：脉沉弦，饮气内聚也。饮内聚而气击之则痛。陆氏引经云：饮后水流在胁下，咳唾引痛，又咳烦，胸中痛。《伤寒论》云：心下痞硬满，引胁下痛，盖浆液性肋膜炎之类。徐氏云：甘遂性苦寒，能泻经隧水湿，而性更迅速直达。大戟性苦辛寒，能泄脏腑之水湿，而为控涎之主。芫花性苦温，能破水饮窠囊，故曰破癖须用芫花。合大枣用者，大戟得枣，即不损脾也。悬饮原为骤得之证，故攻之不嫌峻而骤。若稍缓而为水气喘息浮肿，则以本方为丸。

193. 溢饮之治法

【原文】

病溢饮者，当发其汗，大青龙汤主之；小青龙汤亦主之。

【讲义】

溢饮者，水已流行归四肢，以不汗而致身体疼重。盖表为寒气所侵而疼，肌着湿气而重，以其病属表，夹热者宜大青龙汤。倘咳多而寒伏，则以小青龙汤为当，即今之风水水肿病也。喻氏谓大青龙升天而行云雨，小青龙鼓波而奔沧海，治饮以小青龙为第一义也。

194.支饮之木防己汤证

【原文】

膈间支饮，其人喘满，心下痞坚，面色黧黑，其脉沉紧，得之数十日，医吐下之不愈，木防己汤主之。虚者即愈，实者三日复发，复与不愈者，宜木防己汤去石膏加茯苓芒硝汤主之。

【讲义】

支饮上为喘满，下为痞坚，则不特碍其肺，抑且滞其胃矣。面色黧黑者，肾不行水，胃中成聚，营卫不行也。脉浮紧为外寒，沉紧为里实，里实可下，而饮气之实，非常法可下。痰饮可吐，而饮在心下，非吐可去，故得之数十日，医吐下之不愈也。木防己与桂枝，一苦一辛，并能行水气而散结气。而痞坚之处，必有伏阳，吐下之余，定无完气，故以石膏治热，人参健脾。外虽痞坚，而中无结聚，即水去气行而愈。实者中有实物，气暂行而复聚，故三日复发也。后方去石膏加芒硝者，以其既散复聚，则有坚物，用硝以软坚也。加茯苓者，引饮下行也。

二方皆以利小便去水，后方治急性肾脏炎之尿闭证，失治则常引起全身水肿、胸水及肋膜炎。水在肋膜腔内，非吐下之可愈。

【方剂】

木防己汤

木防己三两，石膏如鸡子大三枚（《千金》作十二枚），桂枝二两，人参四两。

上四味，以水六升，煮取二升，分温再服。

木防己去石膏加茯苓芒硝汤

木防己、桂枝各二两，人参四两，芒硝三合，茯苓四两。

上五味，以水六升，煮取二升，去滓，内芒硝，再微煎，分温再服，微利则愈。

按：前方治膈间支饮，咳逆倚息，短气不得卧，其形如肿。膈间水气，非石膏则不能坠下。越婢加半夏汤、厚朴麻黄汤、小青龙加石膏汤，皆此义也。桂枝、人参助胃之阳气，去心下痞坚；防己利水。汤本氏用之治浮肿性脚气及心脏瓣膜病代偿机能障碍性水肿，得捷效。本方重在肿，青龙则有痛有热，后方则病退而复发，加芒硝、茯苓破坚决水。去石膏者，喘满已缓，烦渴必无。

195. 支饮之泽泻汤证

【原文】

心下有支饮，其人苦冒眩，泽泻汤主之。

【讲义】

冒是头昏，神不清晰。眩是头眩。此病水在胃，病源在肾，而症见于脑，与苓桂术甘之头眩相同。无胸胁逆满，故不用桂枝。本方以泽泻为主，故知以利小便为治也。

【方剂】

泽泻汤

泽泻五两，白术二两。

上二味，以水二升，煮取一升，分温再服。

按：白术甘苦以补脾，则痰不生。泽泻甘咸以入肾，则饮不作。小剂以治支饮之轻者。

196. 支饮之厚朴大黄汤证

【原文】

支饮胸满者，厚朴大黄汤主之。

【讲义】

《医宗金鉴》以胸字当是腹字。本方与小承气汤剂量相同，主治则有不同。支饮有在肺、在膈、在腹之异。支饮宜用木防己汤、葶苈大枣汤及本方。水饮在胃，多属胃炎，胃炎可下。自其外证言之，因腹及胸，故曰胸满。自其病原言之，则曰支饮。上节利小便，本节利大便，病属阳实，皆可下也。

【方剂】

厚朴大黄汤

厚朴一尺，大黄六两，枳实四枚。

上三味，以水五升，煮取二升，分温再服。

《腹证奇览》云：胸满而心下有支饮，结实而大便硬，或秘闭，时时心下痛，或吐水者，为厚朴大黄汤证。枳实治胸胁间痰饮结实，厚朴开痞满，和之以大黄，利便涤肠。《名医别录》：凡方云桂一尺者，半两为正（去皮），甘草一尺者，二两为正，今以甘草之重推之，厚朴一尺，当重四五两。

197. 支饮之葶苈大枣泻肺汤证

【原文】

支饮不得息，葶苈大枣泻肺汤主之。

【讲义】

《医宗金鉴》云：喘咳不得卧，短气不得息，皆水在肺之急证也。故以本方直泻肺水。支饮留结，气塞胸中，故不得息。以其气壅则液聚，液聚则热结，故与肺痈同治。本证系痰涎壅塞于支气管中。

198. 支饮之小半夏汤证

【原文】

呕家本渴，渴者为欲解。今反不渴，心下有支饮故也，小半夏汤主之。

【讲义】

此治支饮上溢而呕之方也。凡外邪上逆作呕，必伤津液而渴，故曰呕家本渴，渴则证明病已从呕去，谓之欲解。若心下有支饮，停蓄胸膈制燥，故呕而不渴，则当治饮。虽然本方为镇呕之祖方，非专为逐饮也。

【方剂】

小半夏汤

半夏一升，生姜半斤。

上二味，以水七升，煮取一升半，分温再服。

《千金方》以本方治心腹虚冷，游痰气上，胸胁满，不下食，呕逆，胸中冷者。《外台秘要》脚气入心，闷绝欲死，本方极效。《圣惠方》治噎膈，胸咽不利，痰逆食少。杨氏治眉棱骨痛不可忍者，此痰厥也。《保赤全书》治痘疮噫气者。

199. 痰饮之己椒苈黄丸证

【原文】

腹满，口舌干燥，此肠间有水气，己椒苈黄丸主之。

【讲义】

痰饮留中则腹满，水谷入胃，但为痰饮，不为津液，故口舌干燥。愈饮只助其下趋之势，使腹益满而口燥不除。

肝脏硬化末期常为腹水而腹肿。本证腹满，或因肝肿。本方治腹水将成。

【方剂】

己椒苈黄丸

防己、椒目、葶苈（熬）、大黄各一两。

上四味，末之，蜜丸，如梧子大，先食，饮服一丸，日三服，稍增，口中有津液。渴者加芒硝半两。

防己、椒目、葶苈俱逐里水。椒目尤专主腹中之水。

200. 半夏加茯苓汤证

【原文】

卒呕吐，心下痞，膈间有水，眩悸者，半夏加茯苓汤主之。

【讲义】

饮逆于胃则呕吐，滞于气则心下痞，凌于心则悸，蔽于阳则眩。半夏、生姜止呕降逆，加茯苓止悸去水，半夏、生姜味辛，能散膈间痰饮。呕逆眩者，亦上焦阳虚不能升发，属小半夏汤证，加茯苓以镇悸行水，水去则心下痞自除，故此病是因胃水，非泻心汤证之气痞也。

【方剂】

小半夏加茯苓汤

半夏一升，生姜半斤，茯苓三两。

上三味，以水七升，煮取一升五合，分温再服。

本方治过服凉药，致伤中呕吐不食，恶阻不受药者。服本方若仍不受，可用伏龙肝一钱置器中，用水二盏搅之，后静使澄，用此水煎本方，用于诸呕吐证，无不奇效。

201. 五苓散证

【原文】

假令瘦人，脐下有悸，吐涎沫而癫眩，此水也，五苓散主之。

【讲义】

实质肾炎为肾脏胀大，本证则属肾间质性肾炎、肾脏萎缩，属慢性证，发生极缓，西医谓不治证。其证为烦渴，小便频数，呕吐，头痛，不眠等神经症状。其人全身起贫血，羸瘦极速，此因尿中漏出蛋白质，直接使营养减少，且尿毒的瘀滞，间接使营养大起障碍，有时因水肿掩其瘦状。慢性肾脏炎、胸腹腔渗漏液独多，致脐下悸。尿毒瘀于血中，专作用于神经中枢及消化器，故症见吐涎沫，癫眩，头痛，失眠或嗜卧。急性者则昏倒瘛疭，癫痫昏睡，濒于死亡。

本方加葱，可治淋证，加附子，可治翻胃吐食。又本方可治偏疝，或神位性泌尿障碍，一时的蛋白尿、糖尿及心脏性喘息。又小儿上吐下泻，本方加生姜为丸酌服。

【附方】

《外台》茯苓饮

治心胸中有停痰宿水，自吐出水后，心胸间虚，气满不能食，消痰气，令能食。

茯苓、人参、白术各三两，枳实二两，橘皮二两半，生姜四两。

上六味，以水六升，煮取一升八合，分温三服。如人行八九里进之。

本方治脚气冲心，合吴茱萸汤有神验。服后呕止食入，小便快利。又胃反吞酸，心下痞或心胸痛者则加半夏。治百日咳有殊效。

202. 十枣汤证之一

【原文】

咳家，其脉弦为有水，十枣汤主之。

【讲义】

咳家，指痰饮在内之咳，水饮在中，逆气上冲而作。非外感之脉浮，虚劳之脉数，故曰脉弦。脉弦为水，咳而脉弦，知为水饮，十枣汤逐水从大小便去。以下九节，题曰咳嗽，有别于肺痿、肺痈、肺胀及外感之突然起病者。

203. 十枣汤证之二

【原文】

夫有支饮家，咳烦，胸中痛者，不卒死，至一百日或一岁，宜十枣汤。

【讲义】

本方证为"心下痞，硬满，引胁下痛"，又曰"悬饮内病""咳家有水""咳烦胸中痛"，合而考之，或属浆液性肋膜炎，虽有咳嗽，其病不在肺，故不列肺痿肺痈篇内。此病若浆液渗出过多，则肺被压迫，不但干咳引痛，且发强度之肺循环障碍，心脏亦为之变其位置，是为阴证。心肺被压迫，有卒死者，不卒死，有延至百日或一岁死者，宜十枣汤治之。

204. 支饮脉象

【原文】

久咳数岁，其脉弱者，可治；实大数者死。其脉虚者必苦冒，其人本有支饮在胸中故也，治属饮家。

【讲义】

卒病脉弱者，难治，久病脉反盛者，多不治。非唯饮家，凡病皆然。久咳数岁，是非虚劳咳嗽，乃肺胃素不足，气滞不利，津化为饮，上溢胸中空窍之处，即支饮、伏饮之类。内而伏饮，外而风寒，内外合邪，其病乃发。然久咳必邪正两衰，其脉故弱。脉证相应为可治，实大数者，乃邪热盛而阴血亏，甚则阴气亡，故主死也。脉虚乃上焦宗气不布，痰饮上溢，气逆而冒，因其人本有支饮，故当治饮，不可补虚。

205. 小青龙汤证

【原文】

咳逆倚息不得卧，小青龙汤主之。

【讲义】

倚息，尤氏谓倚几而息，能俯不能仰，此亦支饮之证。其人上焦素有停饮，为时气所触而发。本方双解表里之法也。

206. 苓桂五味甘草汤证

【原文】

青龙汤下已，多唾口燥，寸脉沉，尺脉微，手足厥逆，气从小腹上冲胸咽，手足痹，其面翕热如醉状，因复下流阴股，小便难，时复冒者，与茯苓桂枝五味子甘草汤，治其气冲。

【讲义】

下已，服毕也。多唾，是青龙汤之功效已见，饮去之征。犹今之患支饮者，及其欲愈，必吐稠痰。口燥，亦饮去之征，与渴同样。续后三节，俱举药验。本节服青龙汤已，咳止息平，义寓其中。余证皆外邪解而里饮未除。寸沉，主支饮欲去不能，尺微，是正阳虚于下，故手足亦为之厥逆。阳为饮遏，与瓜蒂散之厥其情相似。气从少腹上冲胸咽，下焦之水上逆也。手足痹者，血虚故也。其气上逆，面翕热如醉之候，复下流阴股者，胃中有热，被饮迫动，或升或降。小便难者，膀胱不输也。时复冒者，卫气扰动支饮。本证三焦俱有水，加以血虚胃热，尤重在气冲。用本方抑逆散饮，兼利于肺，较苓桂术甘汤证有上下之殊。以下共六节，皆仲师设法御变。支饮咳嗽，最为难治。若能灵活运用，随证转方，则妙义无穷，自能应付裕如矣。

【方剂】

桂苓五味甘草汤

茯苓四两，桂枝四两（去皮），甘草（炙）三两，五味子半升。

上四味，以水八升，煮取三升，去滓，分温三服。

本方主治心下悸，咳而上冲急迫者，或手足冷，瞤惕者。小青龙汤主治内饮外邪触发之咳喘。本方以次五方，无发热、恶风、头痛、干呕等证，但主内饮咳嗽，郁冒冲逆，发浮肿者。若有稠胶痰涎，血丝腐臭，蒸热口燥等证，则非五方所主。

207. 苓甘五味姜辛汤证

【原文】

冲气即低，而反更咳胸满者，用桂苓五味甘草汤去桂加干姜、细辛，以治其咳满。

【讲义】

桂枝主治上冲。冲气即低，乃桂枝之功已著，故去之。今反更咳胸满，是肺中寒饮续出。干姜、细辛协五味为治饮咳之圣药，功能消饮驱寒，故用止咳泄满。茯苓甘草安胃，导之使从下出也。

【方剂】

苓甘五味姜辛汤

茯苓四两，甘草、干姜、细辛各三两，五味子半升。

上五味，以水八升，煮取三升，去滓，温服半升，日三服。

208. 苓甘五味姜辛夏汤证

【原文】

咳满即止，而更复渴，冲气复发者，以细辛、干姜为热药也。服之当遂渴，而渴反止者，为支饮也。支饮者法当冒，冒者必呕，呕者复内

半夏，以去其水。

【讲义】

此支饮内蓄而复发也。咳满即止，是姜辛之功著，然药势燥胃，法当有渴。此时若冲气而渴，自当治其冲气。今冒呕不渴，是属支饮，则内半夏以去其水。

若无痰饮，服热药当渴。今不渴，知为水饮。水阻胸中阳气，气上逆而冒，冒家气逆，饮亦随之逆而呕。内半夏者，消其水则原因除。

【方剂】

苓甘五味姜辛夏汤

茯苓四两，甘草、细辛、干姜各二两（《千金》《外台》均作三两为是），五味子、半夏各半升。

上六味，以水八升，煮取三升，去滓，温服半升，日三服。

209. 苓甘五味姜辛夏仁汤证

【原文】

水去呕止，其人形肿者，加杏仁主之。其证应内麻黄，以其人遂痹，故不内之。若逆而内之者，必厥，所以然者，以其人血虚，麻黄发其阳故也。

【讲义】

水去，故呕止，是半夏之功著矣。然心下之水虽去，而内水外溢以作肿，故犹导前法。表水非麻黄不能除，杏仁与麻黄功用稍似，其性有紧慢之别。以其人血虚，故易之以杏仁。

杏仁与麻黄同治喘，胸满用杏仁，身疼用麻黄逐表水，杏仁合麻黄，逐里水合茯苓、葶苈或巴豆。咳而形肿，或因肺循环淤血。杏仁发汗之力虽微，疏肺之力甚大，气不喘则肿自消。

【方剂】

苓甘五味姜辛夏仁汤

茯苓四两，甘草三两，五味子半升，干姜三两，细辛三两，半夏半升，杏仁半升（去皮尖）。

上七味，以水一斗，煮取三升，去滓，温服半升，日三服。

按：本方用于老人慢性支气管炎，兼发肺气肿者，得伟效。

210. 苓甘五味姜辛夏仁黄汤证

【原文】

若面热如醉，此为胃热上冲熏其面，加大黄以利之。

【讲义】

胃热上蒸，故面热如醉。此与卫气上逆、面翕然如醉者不同。卫气上逆，病属下焦，证见阴中之阳，故以酸温止之。胃热上冲，此属中焦，故以苦寒下之。虽有姜辛之热，因证承前而来，蓄饮未尽散，寒热并用，各自为功而无妨。干姜与参、术并用，作用在肠，与辛味为伍，作用在肺。大黄则作用在肠，使蠕动加速，引起肠部充血，则面部充血可平，所谓诱导法也。

【方剂】

苓甘五味姜辛夏仁黄汤

茯苓四两，甘草三两，五味子半升，干姜三两，细辛三两，半夏半升，杏仁半升，大黄三两。

上八味，以水一斗，煮取三升，去滓，温服半升，日三服。

按：支饮有时气触动者，有血虚胃热、下焦水逆者，有逆气平而肺饮复动者，有中焦饮遏者，有水气外溢者，更有兼虚夹热，于法可谓备矣。

211. 小半夏加茯苓汤证

【原文】

先渴后呕，为水停心下，此属饮家，小半夏加茯苓汤主之。

【讲义】

先渴后呕，本无呕病，因渴饮水，水多不下而反上逆也，故曰此属饮家。始渴终饮，但当治饮，不必治其渴也。本方以治呕为主，渴多者可加石膏，呕吐甚者加橘皮，以伏龙肝汁煎服。

【习题】

1. 何谓四饮？并各述其见证。

2. 支饮用八味丸、木防己汤、木防己加茯苓芒硝汤、泽泻汤、厚朴大黄汤、葶苈大枣泻肺汤、小半夏汤及小半夏加茯苓汤，留饮用甘遂半夏汤，溢饮用大小青龙汤，悬饮用十枣汤，痰饮用己椒苈黄丸。以上各方之主证及药物为何？

3. 小青龙治咳逆倚息不得卧，详述其后之五变证。

消渴小便不利淋病脉证治第十三

212. 厥阴消渴证

【原文】

厥阴之为病，消渴，气上冲心，心中疼热，饥而不欲食，食即吐蛔，下之不肯止。

【讲义】

见《伤寒论》334 节。

213. 虚劳脉浮迟

【原文】

寸口脉浮而迟，浮即为虚，迟即为劳，虚则卫气不足，劳则营气竭。

【讲义】

本节证征属虚劳，与下节胃热颇多相似（如口渴便难），故书于此以作比较。

《医宗金鉴》云：本节应在虚劳篇中，错简于此。寸口通指左右三部而言。浮而有力为风，浮而无力为虚，按之兼迟，即为虚劳之诊，故主卫外营内虚竭也。

214. 消渴脉证

【原文】

跌阳脉浮而数，浮即为气，数即消谷而大坚，气盛而溲数，溲数即坚，坚数相搏，即为消渴。

【讲义】

跌阳，胃脉也。《内经》云：三阳结谓之消。三阳指胃与大肠。热结于中，则脉浮而数。《内经》又云：中热则胃中消谷，是数即消谷也，气盛也。谷消热盛，则水偏渗于膀胱，故小便数而大便硬。胃无津液，则成消渴，此中消脉也。凡渴而饮多，小便数有脂似麸片甘者，皆消渴病也。东垣云：高消者，舌上赤裂，大渴引饮，即心移热于肺，传为膈消者是也，以白虎加人参汤主之；中消者，善食而瘦，自汗，大便硬，小便数，以调胃承气三黄丸治之；下消者，烦渴引饮，耳轮焦干，小便如膏，此肾消也，肾气丸治之。

上述系糖尿之证，其病因盖以新陈代谢机能紊乱，血中含糖过多，肾脏不能截留，随小便排出，有时蛋白、脂肪亦由小便排出，故小便味甘或如膏如麸片也。糖尿病之患者多见食多善饥而羸瘦日甚，盖以糖为人体机能之原料。若排泄过多，消化器不病时，必思多食以代偿，然补偿有限，而排泄无度，其体内之脂肪、蛋白因需要亦均化成糖质而随同被排泄，故营养极度贫乏也。论其治法，则热者宜石膏剂，善饥多食，大便硬者，宜连苓大黄剂。阴萎脚肿者，宜肾气丸之类，起病之因，多由房室影响内分泌，更有由于多饮酒食厚味所起者，志之待证。

215. 消渴之肾气丸证

【原文】

男子消渴，小便反多，以饮一斗，小便一斗，肾气丸主之。

【讲义】

男子者，言消渴之由于房劳也。小便反多，言消渴一般小便少也。本节证候不备，必兼见阴萎、脚肿、少腹不仁等，亦系糖尿病。兹将糖质在人体之新陈代谢情形略述如下。凡食物中谷类蔬果，皆含碳水化合物（为人体机能之原料），经消化后，必先变为葡萄糖，然后吸收入血，血中糖的含量为千分之一或二。若食碳水化合物过多，血液不能容时，则贮于肝脏，肝又不能容时，则化脂肪，贮于体内。待食少或病时，则脂肪皆还化葡萄糖，以补充血中之需要。糖质经过使用，供给精力，生成体温后，多解为二氧化碳及水，排出体外。若此新陈代谢机能发生障碍时，化糖过多或肾不能保留时，即成糖尿病。

中枢神经病、歇斯底里、神经衰弱、癫痫或神经病，及神经系统之器械震荡，如汽车撞伤等，或慢性消化系统症状，多见尿糖、多量尿、渴、瘦、皮痒、阴痒、隐痛、白内障、口臭、昏睡、两侧神经病。脊髓痨样症状往往见体温低下，目疾，牙齿、皮肤知觉消失。

阳性多石膏剂，如白虎加人参汤、竹叶石膏汤、大柴胡加石膏汤、小柴胡加石膏汤、柴胡加龙骨牡蛎汤、大黄硝石汤、麦门冬汤。

阴性宜八味丸。本病感腰痛、坐骨神经痛者，以八味丸收效。

痒症用石膏剂无效者，八味、真武、附子剂为必要之方。尿量过多，夜间不能安眠者，附子剂多效。

【治验】

一人患糖尿病，有柴胡与桃核承气证，因予合方加石膏。一周糖尿全失。又一人患发落，与大柴胡加石膏而愈。又阴痿，大柴胡汤愈。并志之。

216. 消渴之五苓散证

【原文】

脉浮，小便不利，微热消渴者，宜利小便发汗，五苓散主之。

【讲义】

脉浮微热，是表未清也。消渴，小便不利，是里有热也。故以桂枝主表，苓茯、猪苓、泽治主里，而以多饮热水，助其外出下达之势，此治消渴之轻证。上节小便多，是阴虚热结。本节小便不利而微热，为客邪内入，故治法不同。糖尿病有因肾机能之紊乱而致者，本方所主也。

217. 似消渴之五苓散证

【原文】

渴欲饮水，水入则吐者，名曰水逆，五苓散主之。

【讲义】

尤氏云：热渴饮水，热已消而水不行，则逆而成呕，乃消渴之变证。曰水逆者，明言非消渴，而为水逆也，故亦用本散去其停水。

218. 似消渴之文蛤散证

【原文】

渴欲饮水不止者，文蛤散主之。

【讲义】

《医宗金鉴》云：渴欲饮水，或小便不利，或水入则吐者，五苓散证也。渴欲饮水，水入则消，口干舌燥者，白虎加人参汤证也。渴欲饮水而不吐水，非水邪盛也，不口干舌燥，非热邪盛也，唯引饮不止。故以文蛤一味，不寒不温，不清不利，专意于生津止渴也。

按：本证非糖尿病，亦非尿崩证。

219. 淋病症状

【原文】

淋之为病，小便如粟状，小腹弦急，痛引脐中。

【讲义】

尤氏云：淋病有数证，云小便如粟状者，即后世所谓石淋是也。乃膀胱为火热所灼，水液结为滓质。小腹弦急，痛引脐中者，病在肾与膀胱，挛急疼痛也。

巢氏云：淋之为病，由肾虚而膀胱热，肾虚则小便数，膀胱热则水下涩，数而且涩，淋漓不宣，故谓之淋。淋之种类，有石淋、劳淋、血淋、气淋、膏淋之异。所谓淋病，非专指淋球菌之传染病，凡尿利困难等证皆属之。

又，肾虚则小便数，膀胱热则水下涩，淋漓不畅，用透格散，即一味硝石，雪白者生研为末，每服一两。

劳淋，劳倦虚损，葵子煎汤下，通后须服补虚丸。

气淋，木通煎汤下。

石淋，苦肉痛，尿不能出，则药末入铫内，炒焦，再研，用温水下。

220. 胃热小便数证

【原文】

跌阳脉数，胃中有热，即消谷引食，大便必坚，小便即数。

【讲义】

胃中有热，即消谷引食。胃热则液干，故大便坚。便坚之原因，由于水液独走前阴，故小便数，与消渴胃坚证之 214 节同。

221. 淋家不可发汗

【原文】

淋家不可发汗，发汗则必便血。

【讲义】

本节与《伤寒论》84 节同。热结于下，内伤于内，故不可发汗。

222. 小便不利之栝楼瞿麦丸证

【原文】

小便不利者，有水气，其人苦渴，栝蒌瞿麦丸主之。

【讲义】

此下焦阳弱气冷，水不行之证，故以附子益阳，茯苓、瞿麦行水。渴是水寒偏结于下，燥火反盛于上，更以薯蓣、栝楼根除热生津也。夫上浮之焰，非滋不息，下积之阴，非暖不消，而寒润辛温，并行不悖。经云：腰以下肿，当利小便，此之谓也。

小便不利有三种原因：大便溏而小便涩，为津液偏渗，治宜分利；热搏下焦，温热不解，治宜通泄；脾胃气涩，不能通调水道，下输膀胱，治宜顺气施化而出。东垣以小便不通皆邪热为病，分在气在血而治之。如渴而不利者，为热在上焦气分，为肺热不能生水，是绝小便之源也，宜清肺泻火。如不渴者，热在血分，宜气味俱阴者以除热，泄其闭塞。

【方剂】

栝楼瞿麦丸

栝楼根二两，茯苓、薯蓣各三两，附子一枚（炮），瞿麦一两。

上五味，末之，炼蜜丸梧子大，饮服三丸，日三服。不知，增至七八丸，以小便利、腹中温为知。

【药物】

瞿麦 味苦，性寒。通经利尿药。

药能：利水通淋，清血破血，明目去翳，堕胎，下血，逐膀胱邪气，长毛发。

药征：小便癃闭。

按：渴而小便不利，故非消渴。小便虽不利而未至溺如粟状，且无小腹急痛，故非淋也。知此治水病渴而小便不利之方。

223. 小便不利三方

【原文】

小便不利，蒲灰散主之，滑石白鱼散、茯苓戎盐汤并主之。

【讲义】

无表里他证，只见小便不利者，即癃闭证。不详病证而并出三方，示人随证选用，殆引而不发之义也。

【方剂】

蒲灰散

蒲灰七分，滑石三分。

上二味，杵为散，饮服方寸匕，日三服。

滑石白鱼散

滑石二分，乱发二分（烧），白鱼二分。

上三味，杵为散，饮服方寸匕，日三服。

茯苓戎盐汤

茯苓半斤，白术二两，戎盐弹丸大一枚。

上三味，先将茯苓、白术煎成，入戎盐再煎，分温三服。

《医宗金鉴》作以水五升，煮取三升，分温三服。

【药物】

蒲灰 即多年之蒲扇烧灰，有谓蒲席烧灰，止血利便。

药能：止汗，止盗汗，烧灰和粉扑身。血崩经血不断，烧灰酒服。去湿热利小便。

白鱼 味甘，性平。

药能：开胃下气，去水气，明目助血，疮家食之发脓。

乱发（血余）味苦，性微温。止血药。皂荚煎汤洗净，晒干，入罐烧焦，年久落发为佳。

药能：消瘀，止诸血。

戎盐 味咸，性寒。利尿解凝药。

药能：除五脏癥结，逐水脏，解热解毒。

药征：小便不利，渴而好盐味者，溺血，吐血，牙出血。

按：蒲灰散主去湿热，利小便。滑石白鱼散主滋阴益气，利小便。茯苓戎盐汤主除阴分水湿，利小便。

224. 消渴之白虎加人参汤证

【原文】

渴欲饮水，口干舌燥者，白虎加人参汤主之。

【讲义】

尤氏云：此肺胃热盛伤津，故以白虎汤清热，人参生津止渴。喻氏云：消渴病之在上焦者，必取而用之。东垣以治膈消。

225. 小便不利之猪苓汤证

【原文】

脉浮，发热，渴欲饮水，小便不利者，猪苓汤主之。

【讲义】

热邪未消，故脉浮发热，渴欲饮水。胃热下流，即小便不利。本方导热滋干，而驱胃邪下出，治小便淋漓，故为治膀胱积热之主方。

按：渴欲饮水各节，其脉浮发热、小便不利者，用五苓散，以其水热结聚故也。一用猪苓，为其水热结而阴气复伤也。其水入则吐者，为热消而水尚停也。渴不止则用文蛤，为其水消而热尚在也。其口干燥者，则用白虎加人参汤，为其热甚而津伤也。同源异流，见证不同，随证施治，综错如此。

【习题】

1. 何谓消渴证？

2. 肾气丸主治之消渴，属今何病？是何病理？

3. 试述小便不利各节之证及治法。

4. 试述渴欲饮水各节之异同点。

水气病脉证治第十四

226. 水气病脉证

【原文】

师曰：病有风水、有皮水、有正水、有石水、有黄汗。风水，其脉自浮，外证骨节疼痛，恶风。皮水，其脉亦浮，外证胕肿，按之没指，不恶风，其腹如鼓，不渴，当发其汗。正水，其脉沉迟，外证自喘。石水，其脉自沉，外证腹满不喘。黄汗，其脉沉迟，身发热，胸满，四肢头面肿，久不愈，必致痈脓。

【讲义】

风水是内有水气，外感风邪。皮水是内有水气，皮受湿邪，邪均在外，属表，脉皆浮。治当从汗从散而解。正水水在上，石水水在下，邪俱在内，故脉均沉迟。治当从下从温而解。皮水胕肿，风水亦有之，石水腹满，正水亦有之，不言者，省文也。总之，风水、皮水皆在表，独风水恶风。正水、石水以喘证之有无为别。脉沉腹肿而喘，为正水，少腹肿，不喘，为石水。黄汗脉亦沉迟，与正水、石水水邪在内者无异，且皮毛湿盛，故身发热。热上炎而胸满头面肿，湿四溢，故四肢亦肿。湿热久蓄，成痈溃脓，势所必至，湿热内逼，汗出于外，其色故黄，又似黄疸。且本篇治黄汗两方，桂枝加黄芪汤亦治黄疸，盖黄汗病亦疸病之属矣。

227. 风水脉证之一

【原文】

脉浮而洪，浮则为风，洪则为气，风气相搏。风强则为隐疹，身体为痒。痒为泄风，久为痂癞。气强则为水，难以俯仰。风气相击，身体洪肿，汗出乃愈。恶风则虚，此为风水。不恶风者，小便通利，上焦有寒，其口多涎，此为黄汗。

【讲义】

风水之病，有风强者，有水盛者（水盛则见气强，气强不相和之象，非气盛也）。风脉必浮，水气病则因气郁不通，脉反见洪。若风邪胜于内水，则证见隐疹。现于肌内，风外束，气虚水不得出，其身必痒，名曰泄风，即今之风燥疮是也。日久不愈，则成痂癞，即疥、癣、疬、癞之类是也。若内水胜于风邪，则见水证，故曰气强则为水，症见难以俯仰，即今之支饮，喘不得卧也。若风与水气两强相击为病，则名风水，通身红肿，治以汗解，故曰汗出乃愈。汗出恶风者，为表阳虚，不恶风者以次二十字，注家有谓风，系他节文字错简于此。

228. 风水脉证之二

【原文】

寸口脉沉滑者，中有水气，面目肿大，有热，名曰风水。视人之目窠上微肿，如蚕新卧起状，其颈脉动，时时咳，按其手足上，陷而不起者，风水。

【讲义】

宿食脉多滑数，里有水气脉多沉滑，就一般而论，有热属风，面目肿大为水，故曰风水。凡水肿从目窠头面起，而肿与尿闭同时俱进者，为肾脏炎之确征。时时咳却与肾脏无关，而颈脉动，时咳，为水已成之候。尤氏谓腹中气大而肢间气细，气大则按之随手而起，气细则按之窅而不起，其浮肿则一也。由此可见，凡四肢水肿，按之多不起。气虚者、机能衰弱者，按之亦多不起。

229. 风水皮水黄汗辨

【原文】

太阳病，脉浮而紧，法当骨节疼痛，反不疼，身体反重而酸，其人不渴。汗出即愈，此为风水。恶寒者，此为极虚，发汗得之。渴而不恶寒者，此为皮水，身肿而冷，状如周痹，胸中窒，不能食，反聚痛，暮躁不得眠，此为黄汗，痛在骨节。咳而喘，不渴者，此为脾胀，其状如肿，发汗则愈。然诸病此者，渴而下利，小便数者，皆不可发汗。

【讲义】

尤氏云：太阳有寒，则脉紧骨疼，有湿则脉濡身重，有风则脉浮体酸，此其辨也。今得浮紧伤寒脉而骨节不疼，身体反重而酸，即非伤寒，乃风水外胜也。风水在表而非里，故不渴，风固当汗，表水亦宜汗，故曰汗出即愈。然必气盛而实者，汗之乃愈。不然，则其表益虚，风水虽解而恶寒转增矣。故曰恶风者，此为极虚发汗得之。若其人渴而不恶寒者，则非病风而病水，不在皮外而在皮中，是风水较深矣。若证见身肿而冷，状如周痹，周痹为寒湿痹其阳，皮水为水气在肌肤，胸中窒，不能食，为寒袭于外，气窒于中。反聚痛，暮躁不得眠，乃热为寒郁，而寒甚于暮。寒湿外淫，必流关节而痛，此为黄汗。若咳喘而不渴者，系水寒伤肺。状如肿者，为气攻于表。证同皮水，故曰发汗则愈。然此诸病，若其人渴而下利，小便数者，则不可以水气发汗治之，恐伤津液也。

前226节云风水外证，骨节疼痛，本节云骨节反不疼，前云皮水不渴，今云渴者，何也？盖风与水合而成病，其流关节者，则骨节疼痛，侵入肌肉者，则身体酸重，由所伤之处不同也。又皮水不渴者，言病方外感，未入于里，故曰腹如鼓，不渴，犹可发汗而解也。今谓渴而不恶寒者，所以别于风水之不渴而恶风也。渴者，水气外留于皮，内搏于肺也。

本节共分五段。首言风水恶寒有表证。第二段言皮水与风水同，不言肿，省文也，仅以皮水不恶寒为异。第三段言黄汗状如周痹，《灵枢》谓周痹即是历节。第四段言脾胀（系肺胀之误）是肺循环淤血性水肿证。最后第五段总论黄汗不可汗，风水、皮水皆可汗。若渴而下利，小便数者，仍不可汗也。

230. 里水之越婢加术汤证

【原文】

里水者，一身面目黄肿，其脉沉，小便不利，故令病水。假令小便自利，此亡津液，故令渴也。越婢加术汤主之。

【讲义】

里有水则脉沉，小便不利。水溢于表则一身面目黄肿，故用本方以散其水。假令以次十四字系注文。

麻黄为肺家专药，今脉沉而用麻黄，盖气行水利，脉道自开，沉者即浮矣。

231. 水兼宿疾之脉证

【原文】

趺阳脉当伏，今反紧，本自有寒，疝瘕，腹中痛，医反下之，下之即胸满短气。趺阳脉当伏，今反数，本自有热，消谷，小便数，今反不利，此欲作水。

【讲义】

此二节言水病别有宿疾，人各不同，当从趺阳脉与其旧疾见证别之。趺阳脉当伏，非胃气之本脉也。水蓄气伏，故脉亦伏。《脉法》曰：伏者为水。今反紧者，以其腹中素有寒疾故也。寒则宜温，而反下之，阳气重伤，即胸满短气。其反数者，以其胃中有热故也。热则当消谷而小便数。今反不利，则水液日积，故欲作水。上半段属阳气竭者，水与寒积而不下。下半段为阴气伤者，水为热蓄而不行。并举以见水病之源。

232. 气血与水之关系

【原文】

寸口脉浮而迟，浮脉则热，迟脉则潜，热潜相搏，名曰沉。趺阳脉浮而数，浮脉即热，数脉即止，热止相搏，名曰伏。沉伏相搏，名曰水。沉则络脉虚，伏则小便难，虚难相搏，水走皮肤，即为水矣。

【讲义】

浮脉则热，热在上也。迟脉则潜，气潜在下也。热浮属虚，气潜则寒，热潜相搏，名曰沉者，乃虚热乘上，元气潜下，则血气不举而脉沉。

脉浮即热，客气为热也。数脉即止，真气为止也。真气为客气所抑，则伏而不升。沉伏相搏名曰水，言气血从上而下者。不返而沉，真气从下而上者，停止而久伏，旋转之气血几乎息矣。阴邪乘之，滞而为水，沉则络脉虚，气血在下，故络脉空虚。伏则小便难，真气不能从下上，水不运，故难。气血不能运行，水停皮肤，水病作矣。

233. 水将成之脉证

【原文】

寸口脉弦而紧，弦则卫气不行，即恶寒，水不沾流，走于肠间。

【讲义】

寸口候表，弦紧为寒，寒则表气不行，不能以卫肌肤，故恶寒。气既不行，则水饮不宣，但走入肠间而为水，此言水之将成。

《脉经》寒疝篇尚有"紧则不欲食，弦紧相搏，则为寒疝"等文。

234. 水既成之脉证

【原文】

少阴脉紧而沉，紧则为痛，沉则为水，小便即难。

【讲义】

少阴是肾脉，紧是寒邪凝滞正气于内，紧则为痛者，气不能通也。沉是肾气郁而不宣，不能下达，沉则为水者。若决渎无权，小便即难，三焦壅闭，水泛滥也。

235. 水病脉象

【原文】

脉得诸沉，当责有水，身体肿重。水病脉出者，死。

【讲义】

水为阴，阴盛，故令脉沉。又水行皮肤，营卫被遏，亦令脉沉。若水病而脉出，则真气反出邪水之上，根本脱离而病气独盛，故死。

出与浮不同，浮者上盛下弱，出则上有下无也。少阴篇白通加猪胆汁汤证，服汤脉暴出者死，微续者生，与此义通。

236. 水病脉证

【原文】

夫水病人，目下有卧蚕，面目鲜泽，脉伏，其人消渴。

【讲义】

此真消渴病。水不化津则渴，渴则饮，饮则蓄水，水则阻气，气阻则脉伏。

237. 水病可下者

【原文】

病水腹大，小便不利，其脉沉绝者，有水，可下之。

【讲义】

目下有卧蚕者，下眼胞肿，如有蚕也。面目鲜泽者，皮下有水也。

《内经》云：色泽者病溢饮。其人初由水谷不化津液，以成消渴，消渴必多饮，多饮则水积，水积则气道不宣，故脉伏矣。《医宗金鉴》云：腹者，至阴脾也，故病水必腹大。水蓄则小便不利，沉绝即重按有而再按之无。腹大，小便不利，里水已成，故可下之。十枣之属可酌用之（按：水病可下）。唯 236 一节，亦非真消渴证。盖胃水外溢肌肤，不溉喉舌，故作渴也。

238. 下利后水病之因

【原文】

问曰：病下利后，渴饮水，小便不利，腹满因肿者，何也？答曰：此法当病水，若小便自利及汗出者，自当愈。

【讲义】

因肿，《脉经》及《医宗金鉴》作阴肿，阴囊水肿也。下利后见胃伤津亡之证，伤胃气则水易妄行，亡津液故渴欲饮水。若小便不利，则水无从泄，故腹满阴肿，是为水肿之兆。若小便自利，则水从下泄，汗出则水从外泄，水有所泄，虽多饮亦不病水也。本节言病后引饮而小便不利者当病水，重在胃气故也。

239. 心水病证

【原文】

心水者，其身重而少气，不得卧，烦而躁，其人阴肿。

【讲义】

此言水气附于五脏，而另成一五水之证，与痰饮篇水在五脏同一笔法，或非经文。《内经》云：心主身之血脉。又云：诸病水者不得卧。痰饮篇云：水在心，心下坚筑，短气，是以云身重少气，不得卧，烦躁也。

其人阴肿四字，当在肾水节内，盖心脏病不阴肿也。

240. 肝水病证

【原文】

肝水者，其腹大，不能自转侧，胁下腹痛，时时津液微生，小便续通。

【讲义】

肝病见于胁，故肝经有水，腹大而胁下痛。少阳为阴阳往来之道路，有邪窒碍，不能自转侧。肝喜冲逆而主疏泄，故时时津液微生，水下降则小便不利者又续通，此水邪随肝往来升降之气上下行也，此颇似门脉淤血之证。

241. 肺水病证

【原文】

肺水者，其身肿，小便难，时时鸭溏。

【讲义】

《医宗金鉴》云：肺主皮毛，行营卫，与大肠合。今有水病，则水充满皮肤。肺本通调水道，今水不得从小便去，反从其合与糟粕混，成鸭溏也。

242. 脾水病证

【原文】

脾水者，其腹大，四肢苦重，津液不生，但苦短气，小便难。

【讲义】

尤氏云：脾主腹而气行四肢，脾受水气，则腹大四肢重。津气生于谷，谷气运于脾，脾虚不运则津液不生，而少气小便难者，湿不行也。

243. 肾水病证

【原文】

肾水者，其腹大，脐肿腰痛，不得溺，阴下湿如牛鼻上汗，其足逆冷，面反瘦。

【讲义】

肾为胃之关，关门不利，故令聚水而生病，是以有腹大脐肿之证也。腰痛为肾之外候，膀胱为肾之府，故不得溺。水不下泄，浸及睾囊，而为阴汗，流注下部，而为足冷。肾被水邪，则上焦之气血下趋，故其人面反瘦。

尤氏云：身半以下，肾气主之，肾为阴水，亦为阴，两阴相得，阳气不行，而湿寒独盛。面为阳，阴盛于下，则阳衰于上也。

水病虽分五脏，苟异其地者，不同其邪，治之者，异其处，不当异其法也，桂附地黄丸主之。

244. 水病治法

【原文】

师曰：诸有水者，腰以下肿，当利小便；腰以上肿，当发汗乃愈。

【讲义】

诸有水者，谓诸水病也，治之当知表里上下分消之法。腰以上肿者，水在外，当发汗乃愈，越婢、青龙等汤证也。腰以下肿者，水在下，当利小便乃愈，五苓、猪苓等汤证也。陈莲舫氏云：大人小儿凡通身浮肿，喘急，小便不利，自下而上者，名阴水；自上而下者，名阳水，俗名河白。用河白草浓煎洗浴。此草三尖底平，叶底及梗有芒刺。阳水用无刺者，阴水用有刺者，一二浴后而小便利，浮肿自消，神效。

按：河白草即雷公藤之古籍别名。

245. 血分脉证之一

【原文】

师曰：寸口脉沉而迟，沉则为水，迟则为寒，寒水相搏，趺阳脉伏，水谷不化，脾气衰则鹜溏，胃气衰则身肿。少阳脉卑，少阴脉细，男子则小便不利，女子则经水不通。经为血，血不利则为水，名曰血分。

【讲义】

尤氏云：此合诊寸口趺阳而知，为寒水胜而胃阳不行也。胃阳不行，则水谷不化，水谷不化，则脾胃俱衰。脾气主里，故衰则鹜溏。胃气主表，故衰则身肿也。少阳少阴，但受气于脾胃，脾胃衰则少阳脉卑而生气不营。少阴脉细而地道不通，男子则小便不利，妇人则经血不通，所以然者，皆阳气不行，阴气乃结之故。曰血分者，谓虽病于水，而实出于血也。

寸口应浮，今见沉为有水。水因何得，因寒故迟。

土衰则水盛，水盛则趺阳脉伏。土衰则水谷不化。

246. 血分脉证之二

【原文】

师曰：寸口脉沉而数，数则为出，沉则为入，出则为阳实，入则为阴结。趺阳脉微而弦，微则无胃气，弦则不得息。少阴脉沉而滑，沉则为在里，滑则为实，沉滑相搏，血结胞门，其瘕不实，经络不通，名曰血分。

【讲义】

本节不类经文，不释。

247. 血分水分之别

【原文】

问曰：病有血分水分，何也？师曰：经水前断，后病水，名曰血分，此病难治。先病水，后经水断，名曰水分，此病易治。何以故？去水，其经自下。

【讲义】

本节似注文不释。

248. 水病误施吐下之变证及救治法

【原文】

问曰：病者苦水，面目身体四肢皆肿，小便不利。脉之，不言水，反言胸中痛，气上冲咽，状如炙肉，当微咳喘，审如师言，其脉何类？师曰：寸口脉沉而紧，沉为水，紧为寒，沉紧相搏，结在关元，始时当微，年盛不觉，阳衰之后，荣卫相干，阳损阴盛，结寒微动。肾气上冲，咽喉塞噎，胁下急痛，医以为留饮而大下之。气击不去，其病不除，后重吐之。胃家虚烦，咽燥欲饮水，小便不利，水谷不化，面目手足浮肿，又与葶苈丸下水。当时如小差，食欲过度，肿复如前。胸胁苦痛，象若奔豚，其水扬溢，则浮咳喘逆，当先攻击卫气令止，乃治咳，咳止，其喘自差。先治新病，病当在后。

【讲义】

本节亦不类经文，唯水病多见此证。身面四肢肿，小便不利，诊脉后，不言水，反言胸中痛，气上冲咽，状如炙肉，当微咳喘云云。问师其脉象若何？师答曰：寸口脉沉紧，为水寒结在关元下焦部分，即腹底盆腔内有积水也。此等腹水，有终身不见症状，死后解剖始知者，故曰始时当微（当有作尚之说）。年盛不觉，中年以后，身体各种机能渐次衰减，荣卫流行不畅，阳损阴盛，腹水上冲而动，乃有喉咽塞噎，胁下急痛之证。医以为留饮之类，而用峻剂大下之，冲击之气不去，其病不除，下之不去，后复吐之，益虚其胃，以生内烦，遂咽燥欲饮，小便不利，水谷不化，而面目手足浮肿矣。医见状，又与葶苈丸下水，当时水乍去，则如小瘥，既而水去能食，饮食过度，肿复如前，上冲如故。胸胁苦痛，像若奔豚矣，其水既扬溢上冲，则浮咳喘逆俱作。此病是先有积水，迨正气衰则冲逆发动，后因误下误吐而胃虚，而浮肿咳喘。师谓此时当先用苓桂味甘之类治其冲气，冲气既低，再治其咳，咳止，喘当自差，最后乃治其腹水本病。汤本氏谓：误治冲气像若奔豚者，可与苓桂味甘汤。其他诸证，皆可与半夏厚朴汤。

249. 风水之防己黄芪汤证

【原文】

风水脉浮身重，汗出恶风者，防己黄芪汤主之。腹痛者加芍药。

【讲义】

本节大义，详痉湿暍篇，仅风水、风湿病名不同，余皆相同，由此可知水与湿不二也。

250. 风水之越婢汤证

【原文】

风水恶风，一身悉肿，脉浮而渴，续自汗出，无大热，越婢汤主之。

【讲义】

尤氏云：本节与上节证同，而治法不同。麻黄之发阳气，十倍防己，乃反去黄芪之实表，增石膏之辛寒者，盖脉浮不渴句，或脉浮而渴之误。渴者热内炽，汗为热逼，与表虚汗出者不同，故以石膏清热，麻黄散肿，而不事固表耳。本方为麻黄、石膏、甘草、生姜、大枣五味组成，较大青龙汤少桂枝、杏仁二味。本方主治"蛇鼠毒犬咬伤，将血榨出，服本方效""又产妇血晕子痫""又烫火伤在尚未带水气之先，于麻油置盐，加辰砂少许，涂之即效，延久有肿者服本方"。

251. 皮水之防己茯苓汤证

【原文】

皮水为病，四肢肿，水气在皮肤中，四肢聂聂动者，防己茯苓汤主之。

【讲义】

聂聂动与瞤动同，因水毒停滞于肌肉，废物不能排除，末梢运动神经自家中毒，故瞤动也。此证为肌表有水而聂聂动，表虚者，为防己茯苓汤所主之证也。

【方剂】

防己茯苓汤

防己三两，黄芪三两，桂枝三两，茯苓六两，甘草二两。

上五味，以水六升，煮取二升，分温三服。

本方治两手及头振摇不已。

252. 里水之两方治

【原文】

里水，越婢加术汤主之，甘草麻黄汤亦主之。

【讲义】

《医宗金鉴》云：里水之里字，当是皮字，岂有里水而用麻黄之理？阅此自知，是传写之误。皮水表虚者，防己茯苓汤证也。若表实无汗有热者，则当用越婢加术汤。无热者，甘草麻黄汤证，使水发汗从皮去也。又越婢汤必有脚弱口渴、小便不利等证，甘草麻黄汤所无也。

按：甘草麻黄汤即甘草二两，麻黄四两，上二味，以水五升，先煮麻黄，去上沫，内甘草，煮取三升，温服一升，重复汗出，不汗再服。慎风寒。

253. 阴水与风水之方治

【原文】

水之为病，其脉沉小，属少阴；浮者为风。无水虚胀者，为气。水，发其汗即已。脉沉者宜麻黄附子汤，浮者宜杏子汤。

【讲义】

水病脉沉小者，属少阴虚寒证。不沉小而浮者，为风，皆可发汗而愈。脉沉之少阴证宜麻黄附子汤发汗，脉浮之风，则宜杏子汤。无水虚胀者为气之句，乃注文，盖言气虚散漫，不宜发汗也。

【方剂】

麻黄附子汤

麻黄三两，甘草二两，附子一枚（炮）。

上三味，以水七升，先煮麻黄，去上沫，内诸药，煮取二升半，温服八分，日三服。

杏子汤

无方，或系麻杏石甘汤，待考。

254. 皮水之蒲灰散证

【原文】

厥而皮水者，蒲灰散主之。

【讲义】

厥而皮水者，属水邪外盛，隔其身中之阳，不行于四肢，此厥之成于水者，去其水则厥自愈，不必以桂枝、附子之属助其内伏之阳也。

按：本篇首论四水，而证仅风水、皮水，不及正水、石水，又治法云可下、可汗、可利小便。又仅论发汗，不及攻下之法，未识是否脱简。

【习题】

1. 何谓四水及其脉证？

2. 越婢汤与越婢加术汤之主治有何异同？

3. 防己黄芪汤与防己茯苓之主治有何异同？

4. 风水、皮水各以何方为主？

255. 黄汗之芪芍桂酒汤证

【原文】

问曰：黄汗之为病，身体肿，发热汗出而渴，状如风水，汗沾衣，色正黄如柏汁，脉自沉，何从得之？师曰：以汗出入水中浴，水从汗孔入，得之，宜芪芍桂酒汤主之。

【讲义】

本证之身体肿，因肌表郁水多，肌表之郁水，盖因正气之衰弱，故黄芪用之独多。发热是因气血之郁滞，今因发热而汗出，因汗出而渴，故曰发热汗出而渴。风水之证，身肿，脉浮汗出，虽与本证近似，而本证脉沉，风水汗不黄为异。盖风水因感外邪，故恶风脉浮。本证因阳气不宣，故虽发热而脉仍沉，云自沉者，即指脉本身不能浮出，非有物所阻而沉也，故风水为内水与外风邪相合。黄汗为水热交蒸，按 227 节云："小便通利，上焦有寒，其口多涎，此为黄汗。"229 节云："身肿而冷，状如周痹。"本节云："身体肿，发热汗出而渴。"256节又云："剧者不能食，身疼重，小便不利。"合而考之，病邪初受，未郁为热者，则身冷，小便利，口多涎；久而郁热者，则身热而渴，小便不利矣。又本证发热，身肿痛，口渴，皆与历节相似。历节之诱因为外湿，黄汗亦云水从汗孔入得之，是两证之病因病证俱相似。唯本证因高热而呈溶血性黄疸之外证，历节则因外邪诱起。又本证与黄疸之外形相似，治法不殊，故下节桂枝加黄芪汤治黄汗兼黄疸也。

【方剂】

黄芪芍药桂枝苦酒汤

黄芪五两，芍药三两，桂枝三两。

上三味，以苦酒一升，水七升，相和，煮取三升，温服一升，当心烦，服至六七日乃解。若心烦不止者，以苦酒阻故也。

《医宗金鉴》云：黄芪、桂枝解肌邪以固卫气，芍药、苦酒止汗液，亦摄营气。营卫调和，其病已矣。

256. 黄汗之桂枝加黄芪汤证

【原文】

黄汗之病，两胫自冷；假令发热，此属历节。食已汗出，又身常暮盗汗出者，此劳气也。若汗出已反发热者，久久其身必甲错；发热不止者，必生恶疮。若身重，汗出已辄轻者，久久必身𥆧动，𥆧即胸中痛，又从腰以上必汗出，下无汗，腰髋弛痛，如有物在皮中状，剧者不能食，身疼重，烦躁，小便不利，此为黄汗，桂枝加黄芪汤主之。

【讲义】

本节应分五段。首二句为黄汗通证，以下曰历节，曰劳气，曰生恶疮，以其与黄汗相似，而实不同。举以示例，湿就下而流关节，故黄汗病两胫冷。若两胫热，则属历节，历节必兼寒邪，周身亦发热。其食已汗出者，为胃气外泄。暮而盗汗，为营气内虚，均属虚劳之证。汗出色不黄，非黄汗也。若汗出已，而热不为汗衰，反发热不止，在外则铄皮肤而枯槁，在内则溃脉烂筋而生恶疮也。夫湿盛则身重，汗出湿去则身轻，汗出湿虽去而正气亦必损，久久散阳，故阳衰而身眴胸痛。上焦阳虚则腰以上汗出，下焦湿盛而为腰髋弛痛，湿滞皮肤，故如有物在皮中状，剧则湿内蓄伤脾而不能食，肌外伤而身体疼重。若烦躁，小便不利者，是水气无从出也，蕴蓄肌中则为黄汗。按：劳气、甲错、恶疮虽与黄汗有异，亦皆本方所主。血痹虚劳篇之黄芪桂枝五物汤、黄芪建中汤，药物皆相似。外科以黄芪为排脓生肌之剂，可以知矣。

【方剂】

桂枝加黄芪汤

即桂枝汤原方加黄芪二两。本方与前方芪芍桂酒汤皆主黄汗，前方有肿而本方不肿，前方汗必黄而本方汗不必黄也。

257. 气分之病理

【原文】

师曰：寸口脉迟而涩，迟则为寒，涩为血不足。趺阳脉微而迟，微则为气，迟则为寒。寒气不足，则手足逆冷；手足逆冷，则营卫不利；营卫不利，则腹满胁鸣相逐，气转膀胱，营卫俱劳；阳气不通即身冷，阴气不通即骨疼；阳前通则恶寒，阴前通则痹不仁，阴阳相得，其气乃行，大气一转，其气乃散；实则失气，虚则遗溺，名曰气分。

【讲义】

微则为气者，气不足也。寒气不足，统寸口趺阳而言，气血俱不足也。寸口脉迟，与涩并见，是因血不足而寒。趺阳脉迟与微并见是因气不足而寒，于是手足无气而逆冷，营卫无源而不利，因之脏腑之中真气不充，邪气乃盛，致腹满胁鸣相逐，气转膀胱，即后所谓失气遗溺之端。营卫俱劳者，因不足而劳，阳气温表，不通则身冷，阴气荣里，不通则骨疼，不通者是虚极不能行，与有余而壅者不同。若阳先行而阴不与之俱行，则阳无所守而恶寒矣。阴先行而阳不与之俱行，则阴无所用而痹不仁矣。盖阴与阳常相须为用，不可或失，失则气血不续，而邪乃着，不失则上下交通而邪不容，故曰阴阳相得。其正气乃行，大气一转，其邪气乃散。邪气不散曰实则失气，正气不行曰虚则遗溺。曰气分者，谓寒气不足，必阳虚而病气也。《医宗金鉴》云：下节之桂枝去芍药加黄辛附汤，为气分之正治法。

258. 气分之正治法

【原文】

气分，心下坚，大如盘，边如旋杯，水饮所作，桂枝去芍药加麻辛附子汤主之。

【讲义】

此言病气者，常病水，气之流行，常无壅滞。今虽病水，实由于气，气分者是气不通行而胀，血分者谓血不通利而胀。盖气血不通利者，必水亦不利而小便少，腹中水渐积而为胀矣。气分病多发于上，故举心下坚大。血分病多发于下，故举血结胞门。又气分先病水胀后经断，血分先经断后病水胀也。

【方剂】

桂枝去芍药加麻辛附子汤

桂枝三两，生姜三两，甘草二两，大枣十二枚，麻黄、细辛各二两，附子一枚（炮）。

上七味，以水七升，煮麻黄，去上沫，内诸药，煮取二升，分温三服，当汗出，如虫行皮中，即愈。

按：本方可治上节之证，大气一转，为治万病之精义，而于血证为尤要。如劳咳、疮痈、吐血、咳血，不可为者，与本方每收意外奇效。

259. 枳术汤证

【原文】

心下坚，大如盘，边如旋盘，水饮所作，枳术汤主之。

【讲义】

本节与上节经文相同，只少气分二字。盖上节因气分而成水证，治以行气为主，本节虽证同而以去水为结，俱见仲师立法之妙。临证审慎不可忽也。

【附注】

盘为盛物之器。《难经》云："痞气在胃脘，覆大如盘。"按：旋杯，盖覆杯之误。《本经》云：浮之大坚，按之如覆杯。《难经》："肥气在左胁下，如覆杯。"本节之证，言心下坚大如盘，其状中高边低，按之外虽坚，而内则无物，故曰覆杯。此所以为水饮之腹诊也。本节之证，与木防己汤之痞坚，十枣汤之痞硬满，甘遂半夏汤之坚满，大陷胸汤之石硬，其形状虽不同，均属水饮，但以缓急轻重及兼证之异，故主方各有不同耳。汤本氏谓本证系肝脾二脏之一脏肿大，连及心下者，然此证单用本方者少，合柴胡剂用者多。

【方剂】

枳术汤

枳实七枚，白术二两。

上二味，以水五升，煮取三升，分温三服。腹中软，即当散也。

【习题】

1. 黄汗与风水之脉象有何不同？

2. 黄汗与历节症状有何不同？

3. 芪芍桂酒汤、桂枝加黄芪汤、桂枝去芍药加麻辛附子汤、枳术汤四方之见证为何？

黄疸病脉证治第十五

260. 黄疸脉证

【原文】

寸口脉浮而缓，浮则为风，缓则为痹，痹非中风，四肢苦烦，脾色必黄，瘀热以行。

【讲义】

脉浮为风，脉微为痹。云痹者，风与湿合而为痹也。然不疼痛，故曰痹非寒湿相合之中风。今风得湿而变热，湿应脾而内行，是以四肢不疼而苦烦，脾脏瘀热而色黄。脾主运输，故曰瘀热以行，而肢体面目尽黄矣。此总言黄疸初时由风夹寒湿，后则变热，热不坚结于内而外蒸，故发热色黄也。按：丹波元坚氏谓缓脉属胃热，风当作热外越解，缓则为痹之痹字，当作瘅字，似此固能畅解，瘅字仍当待证后，不可遽易也。

261. 疸病类证

【原文】

趺阳脉紧而数，数则为热，热则消谷，紧则为寒，食即为满。尺脉浮为伤肾，趺阳脉紧为伤脾。风寒相搏，食谷即眩，谷气不消，胃中苦浊，浊气下流，小便不通，阴被其寒，热流膀胱，身体尽黄，名曰谷疸。额上黑，微汗出，手足中热，薄暮即发，膀胱急，小便自利，名曰女劳

疸；腹如水状不治。心中懊憹而热，不能食，时欲吐，名曰酒疸。

【讲义】

趺阳，胃脉也。数为热，紧为寒，此脾胃阴阳不协调，虽消谷不能传导，故食即为满。尺以候肾，肾应沉而反浮，为伤肾。趺阳胃脉，应缓和而反紧，为受脾阴所伤。肾热脾寒，为风寒相搏。肾主行水，无水为热，胃中喜燥反多水而寒，遂食谷即眩，以下系自注句。何以食谷即眩？盖谷入胃不消，胃中停蓄而苦浊，浊气下流而瘀滞，不能通调水道，致小便不通，膀胱因热，于是阴受其湿，阳受其热，湿热相蒸，身体尽黄，名曰谷疸。若肾病水，则黑色上出，犹如脾病湿，则黄色外见也。微汗出由于肾热，手足心热，薄暮即发，病在里在血也。膀胱急者，肾热所遏也。小便自利者，病不在膀胱也，此得之房劳过度，伤阴肾热，故名曰女劳疸。若腹如水状，不特肾伤，脾亦伤，不特火盛，水亦停。肾脾极衰，故曰不治。若热在上，心中懊憹不宁，热内蓄不能食，热上冲时欲吐，为湿热内蓄，饮停不降，故名酒疸。

262. 谷疸寒化者

【原文】

阳明病，脉迟者，食难用饱，饱则发烦头眩，小便必难，此欲作谷疸。虽下之，腹满如故，所以然者，脉迟故也。

【讲义】

谷疸属胃热者，脉当数。今脉迟属脾寒，寒不化谷，故虽食而不能饱，饱则胃中填塞而烦，健运失常，清气阻于上升，故头眩，浊者阻于下降，故小便难，其证源于太阴寒湿欲作谷疸者。若误以为阳明湿热发黄而下之，虽腹满暂减，复如故，所以然者，脉迟故也。戒脾寒者不可下也，参阅《伤寒论》205节。按：谷疸若脉迟胃虚，下、汗、利小便皆不宜，唯当用和法。如甘草干姜汤先温其中，然后少与调胃，微和胃气是也。

263. 酒疸证

【原文】

夫病酒黄疸，必小便不利，其候心中热，足下热，是其证也。

【讲义】

小便利则湿热行，不利则湿留于胃，上蒸胃脘则心中热，下注足跗，古人谓胃脉贯下足跗。

264. 酒疸治法之一

【原文】

酒黄疸者，或无热，靖言了了，腹满欲吐，鼻燥。其脉浮者，先吐之；沉弦者，先下之。

【讲义】

酒黄疸者，心中必热，或亦有不热。靖言甚清者，则其热不聚心中，或从下积为腹满，上冲为欲吐，鼻燥。腹满者可下之，欲吐者可因势而越之。今腹满欲吐并见，必审其脉。浮者邪近上，宜先吐，沉弦者邪近下，宜先下。吐下之后，有再清热之义，故曰先也。

265. 酒疸治法之二

【原文】

酒疸，心中热，欲吐者，吐之愈。

【讲义】

前节云或不热，是热或不热本无定也。今心中聚热，在上者越之，故亦吐之愈。夫酒疸有湿有热，虚寒者，不患热而患湿；阳旺者，不患湿而患热。见证虽不同，湿热则一。

266. 黑疸证

【原文】

酒疸下之，久久为黑疸，目青面黑，心中如啖蒜齑状，大便正黑，皮肤爪之不仁，其脉浮弱，虽黑微黄，故知之。

【讲义】

目青面黑，大便正黑，皮肤不仁，皆血病也，而以脉浮弱，虽黑微黄故知，仍属疸证。黑疸者，黄色素久久沉着于肌肉中，愈积愈浓，则转为黑暗色。色鲜明者属阳黄，黑暗者属阴黄。治法攻清温补，于此分别，本证久病属虚，自宜用温补。若瘀血性，又不当补，此当注意。

267. 黄疸可下证

【原文】

师曰：病黄疸，发热烦喘，胸满口燥者，以病发时，火劫其汗，两

热所得。然黄家所得，从湿得之。一身尽发热而黄，肚热，热在里，当下之。

【讲义】

本节言疸证，有因火劫得之者，然多数从湿得之。古谓发黄属脾，乃小肠发炎，吸收障碍。今一身尽热，腹热尤甚，其热在里，里不可从表解，故曰当下，盖栀子大黄汤证也。

268. 发黄之脉证

【原文】

脉沉，渴欲饮水，小便不利者，皆发黄。

【讲义】

此亦上节从湿得之之证，脉沉，病在里也。渴欲饮水，小便不利，乃体内水之新陈代谢发生障碍，小肠不吸收，则血中无新水之来源，各组织中缺水，故渴。血中无新水来源，思保留其原有之水分，故小便不利。由脉沉，渴，小便不利，知是小肠不吸收，因发炎将发黄疸矣。260节云：脉浮缓。本节云：脉沉。此脉沉，有别于五苓散证也。

269. 将发黄疸之见证

【原文】

腹满，舌萎黄，躁不得睡，属黄家。

【讲义】

舌萎黄系身萎黄之误。腹满，里证也，而兼见身萎黄，躁不得睡，乃湿热郁蒸，瘀热外行，发黄之渐，故曰属黄家。当俟其未成，迎而治之。

270. 黄疸病期

【原文】

黄疸之病，当以十八日为期，治之十日以上瘥，反剧者为难治。

【讲义】

《医宗金鉴》云：十八日乃脾土寄旺于四季之期，十日土之成数也。黄疸之病在于脾土，故当以十八日为期，然治之宜先，故治之十日以上即当瘥。至十日以上不瘥而疸病反剧者，是为难治，谓土气虚败故也，此系后人之言。

271. 疸病之渴证

【原文】

疸而渴者，其疸难治；疸而不渴者，其疸可治。发于阴部，其人必呕；阳部，其人振寒而发热也。

【讲义】

古人以黄疸病为湿热外蒸所致。渴者，湿热内留者多，故难治；不渴者，湿热尽越于外，里无余邪，故云可治。且本证邪盛津亏者，难治；热轻津水不亏者，可治。阴部谓里，阳部谓表，呕是里证，振寒发热是表证。考之病理学，本病但凭渴证，未必能遽断治法之难易也，存疑待证。

272. 谷疸之茵陈蒿汤证

【原文】

谷疸之为病，寒热不食，食即头眩，心胸不安，久久发黄，为谷疸，茵陈蒿汤主之。

【讲义】

寒热不食，食即头眩，心胸不安，皆未发黄时之状。此因消化不良，胃有积水之故，与苓桂术甘证、真武汤证之头眩同理。消化不良而勉强纳谷，则胃内容物腐败发酵，即所谓湿热瘀热之类。此种腐败发酵物最易引起十二指肠炎，而为黄疸。按：头眩，为欲作谷疸第一确证，261节不言寒热而有风寒相搏，262节未言心胸不安而有发烦，本节不及小便，当有小便不利也。

273. 硝石矾石散证

【原文】

黄家日晡所发热，而反恶寒，此为女劳得之。膀胱急，少腹满，身尽黄，额上黑，足下热，因作黑疸。其腹胀如水状，大便必黑，时溏，此女劳之病，非水也。腹满者难治，硝石矾石散主之。

【讲义】

日晡所发热，而反恶寒，则非表证，非阳明证，亦非疟证，乃肾虚有热，因女劳所得者。女劳疸非如酒疸、谷疸热在胃，即西医所谓阿狄森病，因肾上腺有结核或萎缩而起，或因肾上腺皮质之嗜铬系统变性所致。此病有三种主要证候：一为皮之色素沉着，即本节所谓身尽黄，额上黑，因作黑疸者也。二为胃肠症状，即本节所谓膀胱急、小腹满及腹胀如水状、大便必黑、时溏者也。三为虚弱疲惫无力，心力弱，血管弛，常头痛、肩背痛或惊厥。而本节不言，盖此证与日晡寒热俱为肾虚证。言日晡寒热，即不必胪举诸证也。按：此证本是虚因，足下热，为少阴热，腹胀如水状，而大便必黑时溏，知非水胀病，乃为女劳得之，疸胀病也。时溏黑色，亦类似血病之征，而更有水蓄腹满，故云难治。云难治者，在《伤寒论》中凡七见，《金匮要略》中五见。

【方剂】

硝石矾石散

硝石、矾石（烧）等分。

上二味，为散，以大麦粥汁和服方寸匕，日三服。病随大小便去，小便正黄，大便下黑，是其候也。

本方治大劳大热交接后入水，又治交接劳复，阴囊肿，或缩入腹，腹中绞痛。《千金翼方》之泻肾散，即本方用粳米粥，主男女诸虚不足，肾气亏乏。治痫病年深者，加赤石脂（煅），糯米为丸，绿豆大，每服十五丸，日三服。每日一次发者，服半月根除。

《内经》云：中满者，泄之于内，润下作咸。硝石苦咸，矾石酸咸，皆所以泄中满而润下，大麦治腹满。

女劳疸蓄积之血，必非朝夕。硝石咸寒走血，可逐热瘀之血。矾石能除锢热在骨髓，用以清肾及膀胱脏腑之热。本方可消瘀除渴。

274. 酒疸之栀子大黄汤证

【原文】

酒黄疸，心中懊憹，或热痛，栀子大黄汤主之。

【讲义】

阳明篇 208 节阳明病，无汗，小便不利，心中懊㤭者，身必发黄。汤本氏谓本方治肝胆肿胀硬结，有自他觉之疼痛，不论酒客与否，皆宜本方，且多与柴胡剂合用。

【方剂】

栀子大黄汤

栀子十四枚，大黄一两，枳实五枚，豉一升。

上四味，以水六升，煮取二升，分温三服。

275. 桂枝加黄芪汤证

【原文】

诸病黄家，但利其小便；假令脉浮，当以汗解之，宜桂枝加黄芪汤主之。

【讲义】

黄色素必经肾脏排泄，故诸病黄家，但利其小便，如茵陈五苓散之类是。但非原因疗法，唯茵陈蒿汤、栀子大黄汤、大黄硝石汤乃标本兼治。湿邪若夹风寒，则当汗解。脉浮者，示有表邪，即西医所谓传染性黄疸，与 256 节黄汗之治法，同用桂枝加黄芪汤主之（但热盛者非本方所宜）。

276. 猪膏发煎证

【原文】

诸黄，猪膏发煎主之。

【讲义】

猪膏润燥，乱发通瘀，本方当治血瘀而燥者。古书载本方主治饮食不消，胃中热胀生黄衣，即肠壁黏膜之病变，非黄疸也。肠炎症黏液分泌过多，沉淀而掩盖其黏膜，黏膜自起淀粉样变性，即所谓黄衣。由是消化吸收俱受障碍，影响营养而发萎黄，此非胆汁所染之真黄疸也。凡黄之轻者，可从小便而去，至若急黄女劳之属，则非本方所能主治也。

【方剂】

猪膏发煎

猪膏半斤，乱发如鸡子大三枚。

上二味，和膏中煎之，发消药成，分再服。病从小便出。

【治验】

一人腹大如鼓之黄疸病，百药不效。用猪膏四两，发灰四两，一剂而愈。

277. 茵陈五苓散证

【原文】

黄疸病，茵陈五苓散主之。

【讲义】

黄疸病，脉沉，腹满，在里者，以大黄硝石汤下之；脉浮在表者，以桂枝加黄芪汤汗之；小便不利者，不在表里，故以本方主之。按：本方治黄疸之恢复期，或轻证之黄疸，排除组织中之黄色素，使从小便出。

【方剂】

茵陈五苓散

茵陈蒿末十分，五苓散五分。

上二物和，先食饮方寸匕，日三服。

278. 黄疸之大黄硝石汤证

【原文】

黄疸腹满，小便不利而赤，自汗出，此为表和里实，当下之，宜大黄硝石汤。

【讲义】

此治黄疸之里实者，瘀滞性黄疸及胆石症。大便多秘结，胆石发黄疸者，必有疝痛。本节当有此症，盖谷疸之最重者也。举表和以征自汗之非表邪也。

【方剂】

大黄硝石汤

大黄、黄柏、硝石各四两，栀子十五枚。

上四味，以水六升，煮取二升，去滓内硝，更煮取一升，顿服。

《圣惠方》云：治黄病腹胀满，小便涩而赤少，及发黄腹中有结块者。按：治黄诸方，无有峻于此者。又本方治血淋，胸中煎熬，欲成噎膈者。本方及硝石矾石散，不用芒硝而用硝石者，盖芒硝润品，不宜湿热，故取大硝之燥且利也。

279. 黄疸坏病之小半夏汤证

【原文】

黄疸病，小便色不变，欲自利，腹满而喘，不可除热，除热必哕。哕者，小半夏汤主之。

【讲义】

黄疸实热，小便必赤，今小便色不变兼自利，属虚寒也。腹满寒热皆有，喘证虚实并见，不可执此，即用凉药以除其热也。若误攻，虚其胃气而哕矣，哕则气逆，以生姜、半夏行痰下逆而调胃。此汤用治黄疸病，误除其热后之坏病，阳明篇203节与本节同义。

280. 诸黄柴胡汤证

【原文】

诸黄，腹痛而呕者，宜柴胡汤。

【讲义】

经云：呕而腹痛，视其前后，知何部不利，利之则愈。今黄家腹痛而呕，应内有实邪。《医宗金鉴》云：呕而腹痛，胃实热也。然必有潮热便硬，始宜大柴胡汤两解之，否则宜小柴胡去黄芩加芍药和之也。本方非专治黄疸病者，必胸胁间有肿胀硬结压迫肝胆，故治其胸胁则黄自愈，但以加茵陈为是。

281. 小建中汤证

【原文】

男子黄，小便自利，当与虚劳小建中汤。

【讲义】

男子黄者，必由入房虚热而致。小便自利，示中下无热。经云：太阳身当发黄。若小便自利者，不能发黄。今小便利而仍黄，可知此黄属虚，非真性黄疸病也，故与治虚劳之方补正气，营卫和则黄自愈。丹波元坚云：此女劳疸初起之证，阴阳不相和谐，外呈虚热，桂枝加黄芪汤证。治小便不利，小便多或数等失常状态，本方或可用，黄芪建中汤为宜。建中汤类滋补，能治贫血萎黄，非真黄疸病也。

【附方】

瓜蒂剂

治诸黄。或内服，或吹鼻中，治吐下黄水，更有身出黄水者。

《千金》麻黄醇酒汤

麻黄三两，以酒五升，春月用水，冬月用酒，煮取二升半，顿服，名"麻黄醇酒汤"。治急性热病并发黄疸，使黄由汗去。本方治喘而发黄或身疼者。

按：黄疸病有阴阳二证，更有湿胜燥胜之异。今考经文，酒疸，阳而属燥者也，故主治清凉，如栀子大黄汤。女劳疸，阴而属燥者也，故初治从和中，如小建中汤；末治须润导，如猪膏发煎。谷疸有阳有阴，其阳属湿热，治在疏荡，如茵陈蒿汤及大黄硝石汤；其阴属寒湿，治要温利，后世以茵陈附子并用者，即此类也。更如茵陈五苓散，属湿热病里，桂枝加黄芪汤者，属湿郁表者也。

【习题】

1. 黄疸病有几，试分述之。

2. 黄疸病由何鉴别阴阳真假？

3. 治黄共有几方，主证区别安在？

惊悸吐衄下血胸满瘀血病脉证治第十六

282. 惊悸脉象

【原文】

寸口脉动而弱，动即为惊，弱则为悸。

【讲义】

惊从外入，悸从内发。惊因邪袭属实，故寸口脉动，乃血压亢进加强；悸不自主属虚，故其寸口脉弱，乃血压低落加速。人受惊恐，因反射而体表手足充血，则脉动；心室排血之力过小，因心脏维持其血压，跳动加速，故弱则为悸。但亡血家因神经失于濡养，脉亦动悸，则动者难治，弱脉易愈。

283. 衄血脉证

【原文】

师曰：尺脉浮，目睛晕黄，衄未止；晕黄去，目睛慧了，知衄今止。

【讲义】

尺主里以候血，血热则赤，血瘀则黄。若晕黄，知气郁血滞，目睛慧了，知气火热，故曰衄今止。

284. 衄证之表里

【原文】

又曰：从春至夏，衄者太阳，从秋至冬，衄者阳明。

【讲义】

鼻衄通常为各种急性热病之兼见证。春夏气温，人体之调节机能弛缓；秋冬气寒，人体之调节机能紧张。卒感病毒而起抵抗时，则机能弛缓者，病发多为太阳，故曰从春至夏，衄者太阳；其机能紧张者，病发常为阳，故曰从秋至冬，衄者阳明。此亦举其一般而言，非尽如是也。

285. 衄家不可汗

【原文】

衄家不可汗，汗出必额上陷，脉紧急，直视不能眴，不得眠。

【讲义】

本节见《伤寒论》，言血不营而失养，神经失养而不润，阴亡阳独盛，阴伤者多失眠，故栀子豆豉汤、黄连阿胶汤、猪苓汤、酸枣仁汤，皆本此为治也。

286. 血证脉辨

【原文】

病人面无色，无寒热。脉沉弦者，衄；浮弱，手按之绝者，下血；烦咳者，必吐血。

【讲义】

面无血色，有外感内伤之别。今无寒热，知为内伤亡血，欲知其血从何道亡失，以脉辨之。衄因外感者，脉必浮大，阳气重也。衄因内伤者，脉当沉弦，阴气厉也。若脉浮弱，按之绝者，芤脉也。血下过多，不充于脉也。烦咳者，血从上溢，而心肺焦燥也。

287. 血气并病者死

【原文】

夫吐血，咳逆上气，其脉数而有热，不得卧者，死。

【讲义】

脉数身热，阳独盛也，是为虚性兴奋。吐血咳逆上气，不得卧，阴之烁也，即体液亏耗，以既烁之阴而从独盛之阳，有血不尽不已之势，故曰死。唐氏云：血随气为运行，气以血为依归，病血而不病气，则气足以资血源，为可治。若病气而不病血，则血足以招气归，亦为可治。唯气血交病，则不可治矣。肺痿咳逆上气不休，则气不归招矣。心血太虚，其火独旺，则脉数身热。盗汗，心烦不得安卧，而血不灌溉矣。若同时并见，为血气并病，则死。

288. 酒客吐血

【原文】

夫酒客咳者，必致吐血，此因极饮过度所致也。

【讲义】

此言吐血，不必尽由于气不摄血，亦不必尽由于阴虚火盛。酒客伤肺，因咳致吐血，亦有伤胃吐血者。

289. 亡血脉象

【原文】

寸口脉弦而大，弦则为减，大则为芤，减则为寒，芤则为虚，虚寒相搏，此名曰革，妇人则半产漏下，男子则亡血。

【讲义】

本节解见血痹虚劳篇。

290. 亡血不可汗

【原文】

亡血不可发其表，汗出即寒栗而振。

【讲义】

本节解见血痹虚劳篇。

291. 瘀血脉证

【原文】

病人胸满，唇痿舌青，口燥，但欲漱水不欲咽，无寒热，脉微大来迟，腹不满，其人言我满，为有瘀血。

【讲义】

胸满一证，若表实无汗，胸满而喘者，风寒也。若里实变涩，胸满烦热者，热壅也。面目浮肿胸满，喘不得卧者，停饮也。呼吸不快，胸满，大息而稍宽者，气滞也。今病人无寒热他病，唯胸满唇痿，舌青口燥，漱水不欲咽，乃瘀血之胸满也。唇痿，血不华也。痿，痒色变也。舌青或舌有紫斑，如皮下溢血者，皆瘀血之证，甚则舌静脉胀大显露。口燥欲饮水，因口腔血源之供给不足，无以濡润也。不欲咽，胃中血循环不盛也。无寒热，非外感也。此瘀血在上半身，故自觉胸满，脉微大来迟。心脏大作张缩，欲冲去血管之栓塞也。虽张缩大而力不继，瘀阻而流不畅，故济之以迟。腹不满，其人言我满，有自觉证，无他觉证也，瘀血在腹部内脏，故自觉而不见于外，此为瘀血在腹，非如承气证有他觉之腹满，属气分热盛者也。

292. 瘀血当下

【原文】

病者如热状，烦满，口干燥而渴，其脉反无热，此为阴伏，是瘀血也，当下之。

【讲义】

病人有热象，诊非三阳证，即为瘀血。其脉反无热，谓他无热证，非专指脉象，下之亦必核桃承气、抵当汤丸及泻心汤之类是也。此为阴伏，则热伏于阴，即血热也。

293. 桂枝救逆汤证

【原文】

火邪者，桂枝去芍药加蜀漆牡蛎龙骨救逆汤主之。

【讲义】

此但举火逆而不详其证。《伤寒论》云：伤寒脉浮，医以火迫劫之，亡阳必惊狂，卧起不安者。又太阳病，以火熏……名为火邪。本节惊悸下血，去芍之酸，加蜀漆之辛，使火气风邪一时并散，勿少留滞，龙牡则收涩其浮越之神气耳。

【方剂】

桂枝救逆汤

桂枝三两（去皮），甘草二两（炙），生姜三两，牡蛎五两（熬），龙骨四两，大枣十二枚，蜀漆三两（洗去腥）。

上为末，以水一斗二升，先煮蜀漆，减二升，内诸药，煮取三升，去滓，温服一升。

按：本方治惊悸。又治烫火伤，极验。

294. 胃水之半夏麻黄丸证

【原文】

心下悸者，半夏麻黄丸主之。

【讲义】

心下悸，一属亡血，神经衰弱者，是心脏虚性兴奋，后世多以归脾汤（白术、茯神、黄芪、龙眼、酸枣仁、人参、木香、甘草、生姜、大枣）或天王补心丹（地黄、人参、玄参、丹参、茯苓、桔梗、远志、酸枣仁、柏子仁、天冬、麦冬、当归、五味子、朱砂）主治之。一则属胃有积水之心下悸。本方所主，与苓桂术甘汤证近似，当有呕喘，但两者皆有头眩、冲逆，最宜误认耳。

【方剂】

半夏麻黄丸

半夏、麻黄等分。

上二味，末之，炼蜜和丸，小豆大，饮服三丸，日三服。

《本草纲目》作服三十丸，似是，否则力有不足也。

295. 吐血之柏叶汤证

【原文】

吐血不止者，柏叶汤主之。

【讲义】

唐氏云：本方与泻心汤为治血证两大法门，一寒一热，气寒血脱当温其气，气热血逆当清其血。柏叶汤者，治血证第一步，止血之方也，原无寒热之殊，唯吐血热证显著者，可选葛可久之花蕊石散（即花蕊石研细，童便冲服）或十灰散（大蓟、小蓟、白茅根、棕榈皮、侧柏叶、大黄、丹皮、荷叶、茜草、栀子，等份为灰，每服二三钱至五钱，童便或藕汁冲服）。

【方剂】

柏叶汤

柏叶、干姜各三两，艾三把（一把二两，共为六两）。

上三味，以水五升，取马通汁一升，合煮取一升，分温再服。

按：有加用竹茹或阿胶者，马通即马屎汁，易以童便佳。艾叶味苦，性微温，调经安胎止血。

296. 血证之黄土汤证

【原文】

下血，先便后血，此远血也，黄土汤主之。

【讲义】

下血较吐血势顺而不逆，此病不在气也。下血有因上半身脏器之出血，血液流入肠内而致者，此等下血皆不甚多，如下血多者，必为肠出血。若胃出血，多与吐血并发。按：本方为下血证之止血专药，其下血不多而如赤豆汁或带脓者，赤小豆当归散证也。

【方剂】

黄土汤

甘草、干地黄、白术、附子（炮）、阿胶、黄芩各三两，灶中黄土半斤。

上七味，以水八升，煮取三升，分温二服。

灶中黄土亦名伏龙肝，为灶心中黄焦土，味辛，性温，温中止吐，燥湿止血。

按：本方不但治下血，凡吐衄、崩、痔、脏毒、肠风，以脉紧为准。又血证之陷于阴位者皆验。

297. 血证之赤小豆当归散证

【原文】

下血，先血后便，此近血也，赤小豆当归散主之。

【讲义】

赤小豆排痈肿脓血，当归主诸恶疮疡，治痈疽，排脓止痛。此治肠
溃疡癌肿兼出血者，其下如赤豆汁或脓汁。治狐惑证之脓已成，故移此
以治。痔漏下血亦验。

298. 血证之泻心汤证

【原文】

心气不足，吐血、衄血，泻心汤主之。

【讲义】

心气不足，盖心气不实之误。所谓心悸亢进，心张缩强盛，血压亢
进，身半以上充血，故令吐衄。本方平心悸，移血液于下半身则血止。
若系虚寒，则当忌用。

【习题】

1. 桂枝去芍加蜀漆牡蛎龙骨救逆汤及半夏麻黄丸二方是何病因，主
证为何？

2. 柏叶汤与泻心汤二方主治有何异同？

3. 赤小豆当归散与黄土汤二方各主治何证？

呕吐哕下利病脉证治第十七

299. 呕证之不可止者

【原文】

夫呕家有痈脓，不可治呕，脓尽自愈。

【讲义】

凡本非胃病，因他脏之疾患，如急性心脏炎、急性肝脏炎、肾脏病、膀胱病及女子月经妊娠卵巢炎等引起之呕吐，胃中本无有害物，无须藉呕吐排除毒物，用止呕剂以止之为宜。若因胃或十二指肠溃疡而呕出脓汁者，即不可治呕。呕止脓不得出，变证蜂起矣。

300. 呕与渴之一

【原文】

先呕却渴者，此为欲解。先渴却呕者，为水停心下，此属饮家。

301. 呕与渴之二

【原文】

呕家本渴，今反不渴者，以心下有支饮故也，此属支饮。

【讲义】

上段经文见痰饮，211节小半夏茯苓汤证也，下段经文亦见痰饮，198节小半夏汤证也。胃病之所以呕，因胃中有多量黏液及不消化食物，不能下降，故逆而上出。先呕后渴，知胃中之黏液水分已呕尽，水尽而渴，故知欲解。若渴而饮，饮则停水而呕，知是水停胃中，故曰先渴却呕，此属饮家，小半夏加茯苓汤主之。若但呕不渴，知胃中必有多量之停水及黏液，故曰心下有支饮。

302. 脉数胃虚寒证

【原文】

问曰：病人脉数，数为热，当消谷引食，而反吐者，何也？师曰：以发其汗，令阳微，膈气虚，脉乃数。数为客热，不能消谷，胃中虚冷故也。脉弦者，虚也。胃气无余，朝食暮吐，变为胃反。寒在于上，医反下之，今脉反弦，故名曰虚。

【讲义】

一般脉数，为血压亢进，体温增高之象。今见数脉，若为真热，则胃壁气血多，消化机能必亢进，随食随消化。今不能消食之故，是因误汗，汗后体温放散过多，致表阳微，而里阳出为补充，故膈气虚。当其表阳放散，里阳补充，运动加速之时，热度加强，乃是客热，实则胃壁贫血，故曰胃中虚冷。脉弦为寒，不曰寒而曰虚者，以原寒在上，医反下之，故胃虚寒。胃虚且寒，阳气无余，则朝食暮吐，变为胃反。本节自首至"胃中虚冷故也"一段见太阳中篇129节。

303. 血虚脉证

【原文】

寸口脉微而数，微则无气，无气则营虚，营虚则血不足，血不足则胸中冷。

【讲义】

本节承上节，言寸口脉微而数，寸口主上，微主气虚，数主血虚。胃反而营养障碍，是胃气既虚，营血复虚。血不足则胸中冷，胸是心脏部位，是由胃气虚而影响心脏，脉必见寸口微数。

304. 胃反脉象

【原文】

趺阳脉浮而涩，浮则为虚，涩则伤脾。脾伤则不磨，朝食暮吐，暮食朝吐，宿谷不化，名曰胃反。脉紧而涩，其病难治。

【讲义】

本节仍承 302 节而言。胃为阳，脾为阴，浮则为虚者，胃阳虚也。涩则伤脾者，脾阴伤也。谷入于胃而运于脾，脾伤则不磨，谷不化，朝食者暮当下。暮食者朝当下，如谷不化是不得下，而反上出，名曰胃反。脉紧属阳虚寒盛，涩属阴虚津枯。欲补其阳，而阴虚有碍于补阳，欲生津，而阳虚有碍于补阴，故云难治。

305. 欲吐者不可下

【原文】

病人欲吐者，不可下之。

【讲义】

阳明篇 213 节伤寒呕多，虽有阳明证，不可攻之，与本节同义。欲吐者，将作未作也。治病之法，贵因势利导。《内经》云：在上者越之，在下者竭之。今病有上出之势，不可强之使下。凡病皆然，非专指胃反。但病人吐后势衰，有以下善其后，因衰而济之可也。有热盛引血下行者，有病在上而取诸下者，是又在相机而动，不可执一。

306. 实证之哕

【原文】

哕而腹满，视其前后，知何部不利，利之即愈。

【讲义】

哕有虚实之分，系横膈膜间歇性痉挛。古人谓气上逆而哕。虚脱之哕，其腹不满。若腹满而哕，因慢性肾脏或尿中毒而起者，则前部不利，治之以五苓、猪苓之属。其因胃扩张、胃癌、肠梗阻及消化困难而起者，则后部不利，治以承气之属。虚实寒热皆能致哕，不可不辨。

307. 呕而胸满之吴茱萸汤证

【原文】

呕而胸满者，吴茱萸汤主之。

【讲义】

凡慢性胃炎、胃扩张、胃弛缓、胃多酸诸病，皆有呕而胸满之症，皆茱萸汤所主治。方义主降逆，故借治脚气冲疝等证。按：呕而胸满，有寒热之别。呕而胸满，属胃中有寒，气上冲而满，吴茱萸汤主之。胸腔有热，津不下而满，小柴胡汤主之。

308. 呕吐头痛之吴茱萸汤证

【原文】

干呕，吐涎沫，头痛者，吴茱萸汤主之。

【讲义】

古人谓上焦有寒，格阳于上，故头痛。实即胃炎、胃扩张、胃弛缓常见之证，较上节有上下之殊，用本方温补驱浊则一也。

309. 呕之半夏泻心汤证

【原文】

呕而肠鸣，心下痞者，半夏泻心汤主之。

【讲义】

呕与心下痞，为胃病之症。肠鸣为肠炎、胃扩张俱有之症，此症若不下利，则为胃扩张；若下利者，则胃扩张与肠炎并发也。

310. 呕利之黄芩加半夏生姜汤证

【原文】

干呕而利者，黄芩加半夏生姜汤主之。

【讲义】

利兼泄下、痢疾而言，与上节似是而实不同。以证而论，彼主痞坚肠鸣，此主下利；以部位而论，彼主胃而兼治肠，此则专治肠而和胃也。

【方剂】

黄芩加半夏生姜汤

黄芩三两，甘草二两（炙），芍药二两，半夏半升，生姜三两，大枣十二枚。

上六味，以水一斗，煮取三升，去滓，温服一升，日再夜一服。

311. 呕吐之小半夏汤证

【原文】

诸呕吐，谷不得下者，小半夏汤主之。

【讲义】

小半夏汤镇呕涤饮，为急性胃病治标之剂。谷不得下者，呕之甚也，然服汤痰饮既除，胃黏膜不复受刺激，则炎症自然恢复。故本方为治呕之圣剂，279 节以之治哕。

312. 思水之猪苓汤证

【原文】

呕吐而病在膈上，后思水者，解，急与之。思水者，猪苓散主之。

【讲义】

先呕却渴者，此为欲解。211、300 节凡两见，与本节同义，故急与之以和胃。然思水贪饮，呕吐之余，中气不复，胃中热少不能消水，更与人作病，故思水者，是水复萌也，用猪苓以散水饮自愈。魏氏谓思水者，是未曾呕吐即思水者，即先渴却呕之证，为水停心下，应治其饮。两说虽不相悖，本方治呕，恐未尽治，以小半夏加茯苓汤为宜。本方盖治旧饮去新饮，复生之善后方也。

【方剂】

猪苓散

猪苓、茯苓、白术各等分。

上三味，杵为散，饮服方寸匕，日三服。

治胃衰弱，渴而心下悸，小便不利者。痰饮篇云：短气有微饮，当从小便去之，即此方义也。

313. 呕厥之四逆汤证

【原文】

呕而脉弱，小便复利，身有微热，见厥者，难治，四逆汤主之。

【讲义】

此全身机能衰弱，影响胃机能而呕。呕非主证，且呕多者必小便不利，身热者不当见厥。原其证，呕而脉弱，胃气虚也。小便复利，气不足以统摄之，脱而下泄也。身微热见厥，乃阴寒内积，虚阳外越。阳衰阴盛，其呕为阳浮欲越之机，见此证者，故曰难治。盖非一般火邪痰饮之呕。本方益阳安胃，温中止逆，急回其阳，则呕可止。

314. 呕热之小柴胡汤证

【原文】

呕而发热者，小柴胡汤主之。

【讲义】

此非胃病，乃外感卒病，于发热可征。《伤寒论》175 节云呕而发热者，柴胡证具。属半表半里证，故予小柴胡汤也。

315. 胃反之大半夏汤证

【原文】

胃反呕吐者，大半夏汤主之。

【讲义】

小半夏汤及加茯苓汤，其证呕吐不止，曰谷不下，虽不饮食亦吐。本证因食致呕，不食则不吐。半夏泻心汤证病在胃肠，故肠鸣下利。本方证病或在幽门，胃中或有水声，然不下利，且本方属慢性，与上述各方之急性者有别也。

【方剂】

大半夏汤

半夏二升洗，人参三两，白蜜一升。

上三味，以水一斗二升和蜜，扬之二百四十遍，煮取二升半，温服一升，余分再服。

316. 吐之大黄甘草汤证

【原文】

食已即吐者，大黄甘草汤主之。

【讲义】

《医宗金鉴》云：朝食暮吐者，寒也，食已而吐者，火也。以寒性迟，火性急也。本方缓中泻火，火平自不吐也。前 305 节云，病人欲吐者，不可下之。今用本方者何也，盖病有欲越之势，则不可下，下之必郁塞闷乱。若食已吐或吐后逆不止，有升无降，则当逆而折之。《医宗金鉴》以吐辨寒热，是言其概。盖朝食暮吐，病多在幽门；食已即吐，病多在食管。

317. 胃反之茯苓泽泻汤证

【原文】

胃反，吐而渴欲饮水者，茯苓泽泻汤主之。

【讲义】

此亦胃弛缓扩张等病，胃中停水极多者也。胃水多，故吐；水不下入肠，胃又无吸收水分之力，于是全身组织缺水，故渴；渴则多饮，胃停水愈多，其扩张愈甚，于是饮而吐，吐而渴，渴而饮，循环不止。本方使水下入于肠，吸收入血，散布全身，而排泄于肾脏也。本方与小半夏汤均属胃停水而吐，本方有渴为异。又五苓散证病在肾，小便不利为主。本证病在胃，呕渴为主。又五苓散证肾不排水，体内水液充盈。本证因胃不降水，体内水液干涸。

【方剂】

茯苓泽泻汤

茯苓半斤，泽泻四两，甘草二两，桂枝二两，白术三两，生姜四两。

上六味，以水一斗，煮取三升，内泽泻，再煮取二升半，温服八合，日三服。

318. 吐后贪饮证

【原文】

吐后，渴欲得水而贪饮者，文蛤汤主之。兼主微风，脉紧，头痛。

【讲义】

消渴篇云：渴欲饮水不止者，文蛤散主之，可证功在文蛤。渴欲得水而贪饮，饮入不复吐，是胃中停水已尽，机能渐复，需新水自养也。然支饮乍愈，恐贪饮则复停，故与文蛤兼清里热，且使饮不留滞。文蛤汤之药物与大青龙异同，以文蛤易桂枝，治烦渴而喘咳急者。又谓汤剂主吐后水去热存，兼有客邪郁热。

319. 干呕之半夏干姜散证

【原文】

干呕，吐逆，吐涎沫，半夏干姜散主之。

【讲义】

本方证颇似吴茱萸汤证，唯无胸满头痛。此亦慢性胃炎之多黏液者，病位盖近太阴。

【方剂】

半夏干姜散

半夏、干姜各等分。

上二味，杵为散，取方寸匕，浆水一升半，煮取七合，顿服之。

320. 生姜半夏汤证

【原文】

病人胸中似喘不喘，似呕不呕，似哕不哕，彻心中愦愦然无奈者，生姜半夏汤主之。

【讲义】

彻，通也。愦愦，乱也。言病人自觉心胸烦闷甚，此胃病常见之证。本方药物同小半夏汤，唯煮服法不同。彼方主呕，本方主似呕不呕。

【方剂】

生姜半夏汤

半夏半升，生姜汁一升。

上二味，以水三升，煮半夏，取二升，内生姜汁，煮取一升半，小冷，分四服，日三夜一服。止，停后服。

321. 干呕之橘皮汤证

【原文】

干呕哕，若手足厥者，橘皮汤主之。

【讲义】

呕哕而致手足厥者，此皆神经性胃病之冲逆证也。橘皮为神经性健胃药，古人谓之下气健脾，下气即平冲逆之神经症状。手足厥不用附子者，因其无虚寒证故也。

【方剂】

橘皮汤

橘皮四两，生姜半斤。

上二味，以水七升，煮取三升，温服一升，下咽即愈。

【药物】

橘皮 味苦辛，性温。发汗药。

药能——发汗散逆满，治上气咳嗽，呃逆。清痰涎，利水谷，解鱼毒。

药征——胸满气滞而有停痰逆塞，呕哕，或胸痹，手足厥冷。

调剂——肺有停饮或痰涎，致气滞不畅而呈呕哕等证用之，亦有因气滞发为手足厥冷时用之，亦可应用本药入食料，并解鱼腥毒。因最能发汗，故有汗及气虚人禁用。

322. 哕逆之橘皮竹茹汤证

【原文】

哕逆者，橘皮竹茹汤主之。

【讲义】

哕逆实，视其前后，知何部不利，利之则愈。本方则纯乎神经性，故以橘皮为主，《医宗金鉴》所谓气病者也。

【方剂】

橘皮竹茹汤

橘皮二斤，竹茹二斤，人参一两，甘草五两，生姜半斤，大枣三十枚。

上六味，以水一斗，煮取三升，温服一升，日三服。

本方治小儿呕乳及百日咳，大量用甘草，妙法也。浊饮上遂而哕者也，在阳则用半夏泻心汤，在阴则用吴茱萸汤也。若胃衰而哕者，危症也。虚热作哕，属神经性者也，本方证也。

呕吐之证，其因不一：吴茱萸汤证因阴逆，四逆汤证因阳败，大黄甘草汤证因食壅。此外凡十二方，虽有兼凉兼温之殊，要不外驱饮逐水，故知呕吐为水饮所作为多。盖胃喜燥而恶湿，水停则气易逆也。

【习题】

1. 哕证之虚实治法有何不同？

2. 吴茱萸汤、半夏泻心汤、黄芩加半夏生姜汤、小半夏汤、猪苓汤、四逆汤、小柴胡汤、大半夏汤、大黄甘草汤、茯苓泽泄汤、文蛤散、半夏干姜散、生姜半夏汤、橘皮汤、橘皮竹茹汤等方均治呕吐，其区别安在？

323. 脏腑虚实

【原文】

夫六腑气绝于外者，手足寒，上气，脚缩；五脏气绝于内者，利不禁，下甚者，手足不仁。

【讲义】

腑主表为阳，主体温；脏主里为阴，主体液。手足寒者，体温低落也。上气者，心脏性喘息也。脚缩者，少阴之蜷卧也。利不禁者，阴虚下利，下甚而手足不仁者，血液被夺，神经失养也。

324. 下利脉证辨

【原文】

下利脉沉弦者，下重；脉大者，为未止；脉微弱数者，为欲自止，虽发热不死。

【讲义】

脉沉为在里在下，弦是肠肌痉挛，下重之因也。脉大身热为邪盛，见于痢疾死候也。脉微弱是邪去，数是正将复，故为欲自止。虽有身热，证之余邪，正将胜之，故曰不死。以下5节见《伤寒论》厥阴篇。

325. 下利寒证

【原文】

下利，手足厥冷，无脉者，灸之不温；若脉不还，反微喘者，死。少阴负趺阳者，为顺也。

【讲义】

下利厥冷无脉，阴亡而阳亦绝。白通加猪胆汁汤证，灸之脉还者可治。若灸之不温，是已失反应。若脉不还，既绝之阳厥而不返，属大循环麻痹，而反微喘，是小循环已见淤血，所谓残阳上奔，大气下脱，故主死也。少阴负趺阳是水负土盛，胃气仍存，故为顺也。

326. 下利自愈脉证之一

【原文】

下利有微热而渴，脉弱者，今自愈。

【讲义】

下利大热而渴，为热盛，无热不渴，为寒盛，皆不能愈。今微热而渴，见于阴证中，为胃阳复也。脉弱为邪去之象，正复邪衰，故今自愈。

327. 下利自愈脉证之二

【原文】

下利脉数，有微热汗出，今自愈，设脉紧，为未解。

【讲义】

寒则下利，脉数有微热则里寒去，汗出则表气和，表里俱和，故今自愈。设复紧者，知寒邪尚在，是为未解也。

328. 下利自愈脉证之三

【原文】

下利脉数而渴者，今自愈，设不差，必清脓血，以有热故也。

【讲义】

脉数为渴，则寒邪去而利当止。若热陷下焦，使血腐溃，必清脓血。经云：若脉不解而下不止，必夹热而便脓血，即此义也。

329. 下利自愈证

【原文】

下利脉反弦，发热身汗者，自愈。

【讲义】

脉弦，因腹痛里急后重之故。脉初不弦，下利脉见弦，故曰反弦。赤痢之证，率多见之。赤痢发热，因菌毒散布血液中所致，热愈高毒愈重，故古人以痢疾发热为危证。发热而有表候者，知正气欲驱菌毒于肌表，故治法亦宜解表。今脉弦为寒，发热是阳气复，自汗出则寒邪去，毒有出路，故曰自愈。

330. 下利气治法

【原文】

下利气者，当利其小便。

【讲义】

下利气，是下利矢气也。下利气者，气郁于大肠而不外渗，水气并下，但当利其小便，疏其渗泻之窍，气宣而利亦可随之止矣。此指初利而言。若久利则气陷于大肠而不上举，治法又当于升补中兼利小便也。

331. 下利脓血脉证

【原文】

下利，寸脉反浮数，尺中自涩者，必清脓血。

【讲义】

寸脉浮数，是表有热。尺中涩，是血不流利。血滞热盛，必致清血。自324节以次8节中之7节，皆论痢疾。自本节以次5节，均见《伤寒论》厥阴篇。

332. 下利不可汗证

【原文】

下利清谷，不可攻其表，汗出必胀满。

【讲义】

寒不杀谷，寒盛则下利清谷。若攻其表，汗出则胃阳益虚，其寒益盛，故作胀满。本节应与335节互参。

333. 下利郁冒而解证

【原文】

下利脉沉而迟，其人面少赤，身有微热，下利清谷者，必郁冒，汗出而解，病人必微热。所以然者，其面戴阳，下虚故也。

【讲义】

下利脉沉迟，其人面少赤，是阳浮于上；身有微热，是热现于外。阴证见热，总是佳兆。少赤微热，是阳气复，虽有下利，清谷里寒甚重，亦能服汤覆后战汗而解。因病毒有向上向外之机，而正气有背水一战之势，因见肢厥面赤。

334. 下利与脉

【原文】

下利后，脉绝，手足厥冷，晬时脉还，手足温者生，脉不还者死。

【讲义】

下利后脉厥，手足厥冷，其别有二：有一时血气郁滞而卒厥者，有阴阳俱脱而卒厥者。前者晬时其脉能还，手足自温者生。后者脉不能还，乃死。手足厥冷者，阴先竭而阳后脱也。是必俟其晬时经气一周，其脉当还，其手足当温；设脉不还，其手足亦必不温，则死之事也。晬时脉还手足温，谓既服白通、通脉四逆等汤之后，若弗药而静观其变，则无脉还厥回之望矣。

335. 下利腹胀治法

【原文】

下利腹胀满，身体疼痛者，先温其里，乃攻其表。温里宜四逆汤，攻表宜桂枝汤。

【讲义】

下利腹胀满，里有寒也，身体疼痛，表有邪也。然必先温其里，而后攻其表，所以然者，里气不充则外攻无力，阳气外泄则里寒转增，自然之势也。而四逆用生附，则寓发散于温补之中。桂枝有甘芍，则兼固里于散邪之内。

336. 下利之大承气汤证之一

【原文】

下利三部脉皆平，按之心下坚者，急下之，宜大承气汤。

【讲义】

下利，按之心下坚者，实也。若脉见微弱，犹未可下。今三部脉皆平，自宜急下之，此凭脉凭证之法也。此证盖横结肠或胃中有积滞也。

337. 下利之大承气汤证之二

【原文】

下利脉迟而滑者，实也。利未欲止，急下之，宜大承气汤。

【讲义】

脉迟为寒，与滑俱见，则不为寒，而为实，有物阻其脉。凡利因实者，实不去则利不止，欲止其利，必把握病机。迟为气壅，滑为血实，血实气壅，故为实也。内滞中气不和，利未欲止，但恐成停搁之患，故宜大承气汤急下之也。

338. 下利之大承气汤证之三

【原文】

下利脉反滑者，当有所去，下乃愈，宜大承气汤。

【讲义】

《脉经》云：脉滑者，病食也。下利脉滑则内有宿食，与大承气汤以下宿食。夫下利虚证也，脉滑实脉也，虚证反见实脉，故当有所去也。

339. 下利之大承气汤证之四

【原文】

下利已差，至其年月日时复发者，以病不尽故也，当下之，宜大承气汤。

【讲义】

此盖赤痢。菌潜伏肠间，病愈而菌未减，即带菌者。至明年适当气候，乃再发病，大承气汤所以下潜伏之菌也。若因有积，隔年不期而发者，多宜温药下之。

340. 下利之小承气汤证

【原文】

下利谵语者，有燥屎也，小承气汤主之。

【讲义】

下利里虚证也，谵语里实证也。若脉滑数，知有宿食，其利秽黏，知有积热，有此脉证，方可断为有燥屎。盖燥屎刺激肠神经，神经中毒，移至中枢，而发谵语。

341. 下利之桃花汤证

【原文】

下利便脓血者，桃花汤主之。

【讲义】

《医宗金鉴》云：初病下利，便脓血者，大承气或芍药汤下之。热盛者，白头翁汤清之。若日久滑脱，则当以本汤养阳固脱可也。

342. 热利之白头翁汤证

【原文】

热利下重者，白头翁汤主之。

【讲义】

魏氏云：滞下之病多热，不同泻利之证多寒也。此治赤痢热证，里急后重，肛门灼痛，并可治阿米巴痢。

343. 下利后之栀子豉汤证

【原文】

下利后更烦，按之心下濡者，为虚烦也，栀子豉汤主之。

【讲义】

更烦，言本有烦，不为利除而转甚也。热不从下解而上动，心下濡则中无阻滞可知，故曰虚烦。

344. 下利之通脉四逆汤证

【原文】

下利清谷，里寒外热，汗出而厥者，通脉四逆汤主之。

【讲义】

下利清谷，里寒也，汗出外热也，必兼见脉细欲绝。与本方，脉通则厥者自愈。

345. 下利之紫参汤证

【原文】

下利肺痛，紫参汤主之。

【讲义】

肺痛二字，他书无所见。《医宗金鉴》谓本节必有脱简，或谓系腹痛之误，究无所考。紫参为通经药，能破血止血，本草白字，又主利大小便。

【方剂】

紫参汤

紫参半斤，甘草三两。

上二味，以水五升，先煮紫参，取二升，内甘草，煮取一升半，分温三服。

按：本方用法不详。

346. 气利之诃梨勒散

【原文】

气利，诃梨勒散主之。

【讲义】

气利，气与尿俱失也。行气，所下之气秽臭，所利之物稠黏，属气滞不宣，当下之。若气不臭，所下之物不黏，用本方行气宽肠。此盖肠中多炎性渗出物，而肛门括约肌挛缩，不能排泄通畅，留腹久则发酵。诃梨勒主消痰下气，为通利药，今人以为收涩药，非是。

【方剂】

诃梨勒散

诃梨勒十枚（煨）。

上一味，为散，粥饮和，顿服。

【习题】

1. 下利治法在本篇共有几方？有何区别？

2. 何谓气利？治以何方？

3. 下利之自愈、不愈及死证之脉证何若？

疮痈肠痈浸淫病脉证治第十八

347. 疮痈脉证

【原文】

诸浮数脉，应当发热，而反洒淅恶寒，若有痛处，当发其痈。

【讲义】

疮痈化脓时期，有似表证。若有痛处，言局部病影响全身病也。内有壅结之毒，自当发散结气，盖疮痈之发热恶寒，乃白血球停积死亡，化成脓汁时所引起之现象。治法有解表、托里、排脓等法，皆谓之发。

348. 痈肿验脓法

【原文】

师曰：诸痈肿，欲知有脓无脓，以手掩肿上，热者为有脓，不热者为无脓。

【讲义】

痈肿盖指躯表之炎症。当其发炎之初，虽未成脓，然因充血、红肿，按之已热，此即《内经》所谓营卫壅遏而热是也。白血球既出血管，即成脓汁。脓乃白血球所腐败成，故有热无热，未可以断脓之有无也。兹将验脓法列举数则。

有脓	无脓
按之半硬半软	按之硬
以手按疮四畔，赤黑色不变，或随手赤色	亦黑色变，或良久方赤
大按痛，脓深；小按痛，脓浅	不痛
按之即复	按之不复

349. 肠痈之薏苡附子败酱散证

【原文】

肠痈之为病，其身甲错，腹皮急，按之濡，如肿状，腹无积聚，身无热，脉数，此为肠内有痈脓，薏苡附子败酱散主之。

【讲义】

肠痈包括盲肠炎症，舌苔多垢腻而润，常有呕吐便秘等症。此病转变约分三类：①逐渐复原，一星期愈，唯易再发。②局部脓肿，肿痛日大，全身症亦日重。本节之证，若溃处穿破，极危。③起广泛性腹膜炎，甲错，由营滞于中，血燥于外，腹皮急，按之濡，气虽外散，而病不在皮间，积聚为肿胀之根，脉数为身热之候。今腹如肿而无积聚，身不热而脉数，乃肠痈郁热。下节痈未至脓溃，故少腹肿痞。本节既经脓溃，故按之濡，如肿状，脓成血燥，故脉数。

【方剂】

薏苡附子败酱散

薏苡仁十分，附子二分，败酱五分。

上三味，杵为末，取方寸匕，以水二升，煎减半，顿服，小便当下。

本方治鹅掌风，旁治遍体疮疥如癫风，肌肤不仁，不知痛痒者，本方与大黄牡丹皮汤同治肠痈，可凭证选用。

【药物】

薏苡仁 味甘淡，性微寒。利尿药，解凝缓下。

药能：治皮肤甲错，驱逐脓血白带，利尿镇痛镇静，消炎解凝，治湿痹泄淋，筋急拘挛，疣赘发疹。

药征：组织充实，或结凝湿热，用于有上述药征之一症或数症者。

调剂：本药为利尿及缓下药。性又微寒，故石膏剂证之组织枯燥及属于下利而成阴虚证者，禁用之。

败酱 味苦咸，性微寒。利尿药。

药能：消炎解凝，排脓，祛瘀血，利小便，除痈肿，浮肿。

药征：身甲错，腹皮急，或遍身疮疖，或肌肤不仁，不知痛痒。

调剂：本药祛瘀。在已成脓之后，使脓化水，由小便出，故肠胃有痈脓之候，必用本药。若瘀血积聚或小腹痞痛，为桃仁、丹皮之证候，瘀毒所结，深浅不同，辨证不可不明，用药不可不慎也。

350. 肠痈之大黄牡丹皮汤证

【原文】

肠痈者，小腹肿痞，按之即痛如淋，小便自调，时时发热，自汗出，复恶寒。其脉迟紧者，脓未成，可下之，当有血。脉洪数者，脓已成，不可下也。大黄牡丹皮汤主之。

【讲义】

肿胀痞硬，在右腹角，初起无异状，一般如表证之发热，汗出恶寒，唯多小便频数，按之则右直腹肌挛急，重按则痛如淋者，痛延会阴精腺也。小便自调，示非淋证。脓未成可下者，本方所主；已成不可下者，薏苡附子败酱散所主也。本方近急性，附子剂则近慢性也。

【方剂】

大黄牡丹汤

大黄四两，牡丹一两，桃仁五十个，瓜子半斤，芒硝三合。

上五味，以水六升，煮取一升，去滓，内芒硝，再煎沸，顿服之，有脓当下；如无脓，当下血。

【药物】

瓜子 味甘，性微寒，消炎利尿缓下药。

药征：内脏胀痛，盲肠炎，肺脓疡。

351. 疮及外伤之脉证

【原文】

问曰：寸口脉浮微而涩，法当亡血，若汗出，设不汗者云何？答曰：若身有疮，被刀斧所伤，亡血故也。

【讲义】

《医宗金鉴》云：脉微，气夺也。脉涩，血夺也。浮脉主虚，故曰法当亡血汗出。设无此等病，则必身有疮，或被刀斧所伤之亡血也。

352. 金疮治法

【原文】

病金疮，王不留行散主之。

【讲义】

此金刃伤皮肉筋骨，故为金疮，乃属不内外因。《医宗金鉴》云：金疮谓刀斧所伤之疮也。

【方剂】

王不留行散

王不留行十分（八月八日采），蒴藋细叶十分（七月七日采），桑东南根白皮十分（三月三日采），甘草十八分，干姜二分，川椒三分（除目及闭口，去汗），黄芩二分，厚朴二分，芍药二分。

上九味，桑根皮以上三味烧灰存性，勿令灰过，各别杵筛，合治之为散，服方寸匕，小疮即粉之，大疮但服之，产后亦可服。如风寒，桑东根勿取之。前三物皆阴干百日。不可日曝及火炙。

按：采药以日，疑非古法。

【药物】

王不留行　苦平，甘辛。

药能：行血消瘀走而不守，专走血分，止血镇痛，催乳通经利尿，除风散痹。

药征：诸疮痛肿。

蒴藋细叶　别名接骨木、芨堇草，味酸，性温，有毒。

药能：治风疹湿痹，身痒以水洗，又去水肿，清火毒。

桑东南根　味甘，性寒。利尿药。

药能：祛痰利肺，可以缝金疮。

【附方】

排脓散

枳实十六枚，芍药六分，桔梗二分。

上三味，杵为散，取鸡子黄一枚，以药散与鸡黄相等，揉和令相得，饮和服之，日一服。

排脓汤

甘草二两，桔梗三两，生姜一两，大枣十枚。

上四味，以水三升，煮取一升，温服五合，日再服。

353. 浸淫疮证

【原文】

浸淫疮，从口流向四肢者，可治；从四肢流来入口者，不可治。

【讲义】

浸淫疮，谓留连不已。此疮作小颗粒，疏密相间，肌肤发赤，痒而搔之。黄汗出，蔓延全体，从口流向四肢者轻，以其从内走外也；从四肢流走入口者重，以其从外走内也。不可治者，难治之义也。

354. 浸淫疮治法

【原文】

浸淫疮，黄连粉主之。

【讲义】

本方未见，但湿热浸淫之病，用黄连一味粉之，皆效。盖苦以燥湿，寒以除热也。后世有加胡粉者，胡粉即粉铅，辛寒杀虫，减黏膜分泌，减化脓。

【习题】

1. 脓之有无，以何法验之？

2. 肠痈之治法，主以何方？

3. 何谓金疮？何方主之？

4. 浸淫疮之治法？

跌蹶手指臂肿转筋阴狐疝蛔虫脉证治第十九

355. 跌蹶证

【原文】

师曰：病跌蹶，其人但能前，不能却，刺腨入二寸，此太阳经伤也。

【讲义】

本节证刺俱未详，必有脱简，不释。

356. 藜芦甘草汤证

【原文】

病人常以手指臂肿动，此人身体𥆧𥆧者，藜芦甘草汤主之。

【讲义】

湿痰凝滞关节则肿，风邪袭伤经络则动，手指臂肿动，身体𥆧𥆧者，风痰在膈，攻走肢体，所谓痰涎留在胸膈上下，变生诸病，手足项背牵引痛，走易不定。藜芦辛寒有毒，吐风痰，疗癫痫，治癣疥恶疮，杀虫。今用之，取其吐膈上风痰也。

【方剂】

藜芦甘草汤，方未见。

357. 鸡屎白散证

【原文】

转筋之为病，其人臂脚直，脉上下行，微弦。转筋入腹者，鸡屎白散主之。

【讲义】

转筋系运动神经之痉挛，是症名，非病名也。此症多见于霍乱，转筋入腹者，自两腿牵引小腹挛急，脉上下行，是脉管亦同时挛急也，与痉病之理同。

【方剂】

鸡屎白散

鸡屎白。

上一味为散，取方寸匕，以水六合温服。

鸡屎雄者色白，腊月收之。白鸡乌骨者佳，性寒，利小便，治鼓胀，破石淋转筋，治遗尿（山野鸡佳）。

358. 蜘蛛散证

【原文】

阴狐疝气者，偏有小大，时时上下，蜘蛛散主之。

【讲义】

本证系寒湿袭阴，睾丸受病，或左或右，大小不同，或上或下，出没无时，故名狐疝，即今之睾丸炎。宜逐气流经之药下之，逐寒湿气。

【方剂】

蜘蛛散

蜘蛛十四枚（熬焦），桂枝半两。

上二味，为散，取八分一匕，饮和服，日再服。蜜丸亦可。

按：蜘蛛微寒有小毒，泄下焦结气。桂枝亦散结疝i。又治疝，无论偏大或两大，有热无热，用橙皮、木通、大黄、茴香、桂枝、槟榔，治之皆效。

359. 蛔虫证

【原文】

问曰：病腹痛有虫，其脉何以别之？师曰：腹中痛，其脉当沉，若弦，反洪大，故有蛔虫。

【讲义】

腹痛脉多伏，阳气内闭也。或弦，是邪气入中也。若反洪大，则非正气与外邪为病，乃蛔动而气厥也。然必兼有吐涎心痛等，但蛔虫证，脉证甚杂，此不能尽耳。

360. 甘草粉蜜汤证

【原文】

蛔虫之为病，令人吐涎，心痛发作有时，毒药不止，甘草粉蜜汤主之。

【讲义】

吐涎心痛，为蛔虫比较多见之证，然亦有系胃病而非蛔虫证者。毒药指铅粉雷丸等杀虫剂而言，服之无效，往往服甘平之品得安者。

【方剂】

甘草粉蜜汤

甘草二两，粉一两，蜜四两。

上三味，以水三升，先煮甘草，取二升，去滓，内粉蜜，搅令和，煎如薄粥。温服一升，差即止。

361. 蛔厥证

【原文】

蛔厥者，当吐蛔，令病者静而复时烦，此为脏寒。蛔上入膈，故烦。须臾复止，得食而呕，又烦者，蛔闻食臭出，其人当自吐蛔。

【讲义】

蛔厥，蛔动而厥，心痛吐涎，手足冷也。蛔动而上逆，则当吐蛔。蛔暂安而复动，则病亦静而后时烦。蛔性喜温，脏寒则蛔不安而上膈，虫喜得食，脏虚则蛔复上而求食，故以人参、干姜、附子之属益虚温胃为主，而以乌梅、蜀椒、黄连之属苦酸辛以折其上入之势。

362. 乌梅丸证

【原文】

蛔厥者，乌梅丸主之。

【讲义】

《伤寒论》厥阴篇并本节与上节为一节，上更有伤寒脉微而厥云云二十九字，本方亦详《伤寒论》中。

按：十九篇，合运动器病、睾丸炎、蛔虫病等为一篇，及搜罗诸篇未及者，重申于此。

【习题】

1. 鸡屎白、蜘蛛散二方，各主何病？

2. 治蛔虫病之两方名称为何？由何药组成？有何异同？

妇女妊娠病脉证治第二十

363.妊娠恶阻病因

【原文】

师曰：妇人得平脉，阴脉小弱，其人渴，不能食，无寒热，名妊娠，桂枝汤主之。

于法六十日当有此证，设有医治逆者，却一月，加吐下者，则绝之。

【讲义】

平脉者，言非病也。尺脉小弱者，初时胎未盛，阴方受蚀，故阴弱。阴虚生内热，故其人渴。内热者，必消谷而能食，今妊娠在身，气血聚于下，下盛上虚，虚热则不能消谷思食。一般气血虚实之证必寒热作，今无寒热，是上虚下实。实者，是妊娠，非疾病也。阴弱阳盛，不治亦足为病，主以桂枝汤，意在升阳。胃思食则胃阳足，胃阳足则津液足而渴止。不治血分者，盖妊娠至三四月，经水久闭不泄，则阴弱者自渐强矣。故《内经》云：少阴脉动者妊子。《千金方》谓：三月尺脉数，即此义也。妊娠若遂滋阴，反伤其阳，上虚而滋阴伤阳，必生他变。若用清热消导之法误治者，于一月后受胎，数月血忽下，胎不殒，为漏胎。

364. 桂枝茯苓丸证

【原文】

妇人宿有癥病，经断未及三月，而得漏下不止，胎动在脐上者，为癥痼害。妊娠六月动者，前三月经水利时，胎也。下血者，后断三月，衃也。所以血不止者，其癥不去故也，当下其癥，桂枝茯苓丸主之。

【讲义】

本节论子宫肌肿之妊娠，可于妊娠中治其肌肿。子宫肌肿以出血压痛症状为主，多发于子宫体部，硬固作球形，颇似妊娠。患肌肿者，通常仍能受孕，唯孕率较低，视无病人，为五与二之比。肌肿既以出血为主证，故孕后经断未及三月而漏下。若夙无癥病，于初孕二三月间见少量之血者，往往不为病，因其时子宫黏膜少出血，与月经同理也。经断未及三月，则受孕至多未及四月，虽或胎动，决不在脐上。今动在脐上，必别有原因，合观宿有癥病与漏下，则知子宫本有肌肿，受孕后其肿往往增进，于是子宫之膨大视无病之孕相差甚远，故未及四月而动势及于脐上，是为癥痼害明矣。无病之孕，二三月间见血者，其量既少，旋亦即止。今血不止，其癥不去故也。当下其癥，桂枝茯苓丸为逐瘀之方，今以治子宫肌肿者，肿疡必因血瘀而起。

【方剂】

桂枝茯苓丸

桂枝、茯苓、牡丹皮（去心）、芍药、桃仁（去皮尖，熬）各等分。

上五味，末之，炼蜜和丸，如兔屎大，每日食前服一丸。不知，加至三丸。

本方主治小产下血至多，子死腹中，恶寒，唇爪青白，或胎上抢心，闷绝欲死，冷汗喘满，或伤胎下血不止。胎尚未损，服之即安。已死，服之可下。又可催生。

365. 附子汤证

【原文】

妇人怀娠六七月，脉弦发热，其胎愈胀，腹痛恶寒者，少腹如扇，所以然者，子脏开故也，当以附子汤温其脏。

【讲义】

脉弦发热，有似表邪，乃身不痛，腹反痛，背不恶寒而腹反恶寒，甚至少腹阵阵作冷如扇。此盖子脏开不能合，而风冷之气乘之。夫脏开风入，其阴内盛，则其脉弦为阴气，发热为格阳。胎胀者，寒胀也，故用本方温脏安胎。附子世皆以为堕胎之长，今用以安胎，可知凡药不对证者，皆能堕胎。凭证施治，桂、附亦不忌用。

366. 胶艾汤证

【原文】

师曰：妇人有漏下者，有半产后因续下血都不绝者，有妊娠下血者。假令妊娠腹中痛，为胞阻，胶艾汤主之。

【讲义】

凡妇人下血，概以本方温补其血为宜。而妊娠亦其一，但致病有不同。无端漏下者，此平日血虚，而加客邪；半产后续下血不绝，此因失血血虚，而正气难复。若妊娠下血，如前之因癥者固有之，而兼腹中痛，则是因胞阻（胞阻是阻胞中血，恶阻是阻胃中水）。阻者血欲行而气不顺，非癥瘕害，故同以本方治之。

【方剂】

胶艾汤

川芎、阿胶、甘草各二两，艾叶、当归各三两，芍药四两，干地黄六两。

上七味，以水五升，清酒三升，合煮取三升，去滓，内胶，令消尽，温服一升，日三服。不差，更作。

【药物】

艾叶　味苦，生温熟热。

药能：回垂绝之元阳，理气血逐寒湿，暖子宫止血。

药征：用于寒性疾患，而以出血为主。

本方治跌扑伤胎，男子跌伤亦可服。崩漏虚喘，胎动腹痛，劳伤月水多，或淋漓。又治血痢腹痛，习惯性滑胎，于始孕即服本方，续服不忌，颇验。

367. 当归芍药散证

【原文】

妇人怀娠，腹中疠痛，当归芍药散主之。

【讲义】

"疠音""绞"，腹中急也，乃血不足而水反侵，则胎失所养而反得其所害。川芎、当归、芍药益血之虚，茯苓、白术、泽泻除水之气。此腹痛为挛急而痛，且有小便不利也。本方主痛甚而在大腹，胶艾汤痛在小腹及腰。不速治则有堕胎之兆。胎不损即安，损者即下。

【方剂】

当归芍药散

当归三两，芍药一斤（一作六两），川芎半斤（一作三两），茯苓四两，泽泻半斤，白术四两。

上六味，杵为散，取方寸匕，酒和，日三服。

本方主治心下急满及产后血晕，内虚气乏，崩中久痢。常服通畅，久服不生疮痈，润泽容色。又其痛推右则移左，推左则移右。其痛在心下，或彻背七八椎，腹如有物而非块。保胎作汤作丸皆可用。治产后下利，腰脚麻痹，目赤痛，并可加附子或大黄用之。汤本氏云：妇人胃及子宫之挛急、痉挛，用之效。又脱肛肿痛出水不止，奇效。

368. 干姜人参半夏丸证

【原文】

妊娠呕吐不止，干姜人参半夏丸主之。

【讲义】

此即所谓恶阻病也，已用他方无效，后与本方。盖病久必为虚寒，干姜、人参取理中之半，合姜夏以止呕，为妊娠中虚有寒者设。

【方剂】

干姜人参半夏丸方

干姜、人参各一两，半夏二两。

上三味，末之，以生姜汁糊为丸，如梧子大，饮服十丸，日三服。

治恶阻，胸中冷，腹痛，不能饮食。胃虚者捷效。

369. 当归贝母苦参丸证

【原文】

妊娠小便难，饮食如故，当归贝母苦参丸主之。

【讲义】

饮食如故，示胃肠无病。胃肠无病而小便难，大抵是器械的压迫，如子宫后倾后屈等。强壮正气，可使自然恢复。又依方测证，知为血虚热郁津少。当归和血润燥，贝母清肺开郁，苦参利窍逐水，兼除伏热。

【方剂】

当归贝母苦参丸

当归、贝母、苦参各四两。

上三味，末之，炼蜜丸如小豆大，饮服三丸，加至十丸。

370. 葵子茯苓散证

【原文】

妊娠有水气，身重，小便不利，洒淅恶寒，起即头眩，葵子茯苓散主之。

【讲义】

妊娠水气，多因子宫压迫门静脉，先起瘀血性腹水。若并发肾脏病者，小便不利，往往引起子痫，而浮肿遍四肢，即本方所主也。凡有水气多恶寒，水贮肌肤故身重。水在内则小便不利，水盛阻遏阳气上升，故起即头眩。本方专以通窍利水为主。

【方剂】

葵子茯苓散

葵子一斤，茯苓三两。

上二味，杵为散，饮服方寸匕，日三服，小便利则愈。

按：妊娠小便不通，特避寒药。若水肿而难用逐水剂者，皆宜用本方米饮调服。如仍不通，恐是转胞，加发灰少许调服极妙。喘咳者合甘草麻黄汤。

371. 当归散证

【原文】

妇人妊娠，宜常服当归散主之。

【讲义】

妊娠无病，可不服药。若其人瘦而有热，恐耗血伤胎，以本方安之。盖妊娠最虑湿热伤动胎气，故于当归、白芍、川芎养血之中，用白术除湿，黄芩除热。丹溪称黄芩、白术为安胎圣药，并可预防子痫。

【方剂】

当归散

当归、黄芩、芍药、川芎各一斤，白术半斤。

上五味，杵为散，酒饮服方寸匕，日再服。妊娠常服即易产，胎无疾苦，产后百病悉主之。

372. 白术散证

【原文】

妊娠养胎，白术散主之。

【讲义】

妊娠伤胎，有因湿热者，有因寒湿者，随人脏气之阴阳各异。当归散为正治湿热之剂。本方则白术、牡蛎除湿，川芎温血，蜀椒去寒，为正治湿寒之剂也。以方测证，更知当归散治妊娠心腹拘急而痛、心下痞、小便不利者，而本方则治妊娠心腹冷痛，胸腹有动，小便不利者也。

【方剂】

白术散

白术四分，川芎四分，蜀椒三分（去汗），牡蛎二分。

上四味，杵为散，酒服一钱匕，日三服，夜一服。但苦痛，加芍药；心下毒痛，倍加川芎；心烦吐痛，不能食饮，加细辛一两，半夏大者二十枚，服之后，更以醋浆水服之；若呕，以醋浆水服之复不解者，小麦汁服之；已后渴者，大麦粥服之。病虽愈，服之勿置。

按：本方扶养胎气，治妊娠夙有风冷，胎萎不长，或伤胎。芍药缓拘挛，川芎温中，细辛破痰下水，半夏消痰去水，浆水调中，小麦汁和胃，大麦粥生津。常服者，大麦粥常服也。

373. 妊娠刺法

【原文】

妇人伤胎，怀身腹满，不得小便，从腰以下重，如有水气状。怀身七月，太阴当养不养，此心气实，当刺泻劳宫及关元，小便微利则愈。

【讲义】

本节文义未详。此穴刺之落胎，必系错简，不释。

【习题】

1. 妊娠腹痛有若干原因，各主以何方？

2. 妊娠下血，应以何方治之？

3. 养胎之方有几？试述之？

4. 妊娠呕吐用何方主治？

妇女产后病脉证治第二十一

374. 产后三病

【原文】

问曰：新产妇人有三病，一者病痉，二者病郁冒，三者大便难，何谓也？师曰：新产血虚，多汗出，喜中风，故令病痉；亡血复汗，寒多，故令郁冒；亡津液胃燥，故大便难。

【讲义】

新产病痉，有因风而起者，有因破伤风菌传染而起者。郁冒，后世所谓血晕，本节所论属急性之脑贫血证。并大便难而三者，虽各有不同，而为亡血伤津则一，故皆为产后常见之病。

375. 小柴胡汤证

【原文】

产妇郁冒，其脉微弱，呕不能食，大便反坚，但头汗出。所以然者，血虚而厥，厥而必冒，冒家欲解，必大汗出，以血虚下厥，孤阳上出，故头汗出。所以产妇喜汗出者，亡阴血虚，阳气独盛，故当汗出，阴阳乃复。大便坚，呕不能食，小柴胡汤主之。

【讲义】

本节之郁冒证，属血虚气郁于上焦。脉微弱者，以新产血虚。呕不能食，大便反坚，以血虚气郁于上焦。津液不能下达，但头汗出，属热郁上逆不降之征，故曰血虚而厥。厥而必冒，皆小柴胡所主。所以然者五句，释郁冒及大汗而解之故。厥者逆也，冒者昏也，因血虚而上逆，与格阳之体温上逆不同。冒家汗出，则上焦得迫，故为欲解。以血虚下厥三句，释头汗之故，血为阴，体温为阳，血虚则阳不得与阴平衡，故曰孤阳。所以产妇五句，因上文有头汗及大汗出，遂并释前条多汗之故，意谓血虚阴弱，则阳强不相匹。阴既不能猝复，唯有损阳以配阴。汗出所以泄阳气，以求与弱阴相和。

产后郁冒，晕闷之状，心烦气欲绝是也。但有去血过多与下血过少之别。去血过多，血虚气极，此但烦闷耳。若下血过少而气逆者，则血随气上扰于心，亦令晕闷，则烦闷而心满急。二者不同。盖前者属气脱，其症见目闭口开，肢厥脉微；后者属血逆，其症见胸满胀痛，气粗，两手紧握，牙关紧闭。此二证若误治，生死立判。本方属后者。

376. 大承气汤证

【原文】

病解能食，七八日更发热者，此为胃实，大承气汤主之。

【讲义】

此承上节呕不能食而言。服小柴胡汤后，郁冒解而能食，经七八日而更发热者，若有腹满脉沉实之里证，则知前病虽解，尚有余毒。半表虽解，半里仍伏，复经七八日能食，毒势又炽，相结为实。产后气血虽虚，然有实证，即当治实，不可顾虑其虚，贻误病机。丹溪谓产后当大补气血，虽有实证，不该议攻，可谓执一而无权矣。

377. 当归生姜羊肉汤证

【原文】

产后腹中疞痛，当归生姜羊肉汤主之；并治腹中寒疝，虚劳不足。

【讲义】

妊娠腹痛，胞阻于血寒也。产后腹痛者，里虚而血寒也。一阻一虚，治法因异。产后血虚有寒，则腰中急痛。《内经》云：味厚者为阴。当归、羊肉味厚者也，用以补产后之阴，佐生姜以散腹中之寒，则疞痛自止。产后腹痛，里虚者，本方所主；有因里实者，枳实芍药散所主；实甚者，大承气所主；瘀血者，下瘀血汤所主也。

378. 枳实芍药散证

【原文】

产后腹痛，烦满不得卧，枳实芍药散主之。

【讲义】

此治腹满挛急而痛，属于实者。产后腹痛，不烦不满，里虚也。今烦满不得卧，血实也，为血郁成热，与虚寒疞痛不同。

【方剂】

枳实芍药散

枳实（烧令黑，勿太过）、芍药等分。

上二味，杵为散，服方寸匕，日三服，并主痈脓，以麦粥下之。

按：气郁滞而痛，枳实行血滞，芍药止腹痛。炒黑者，因气不实也。佐以麦粥，恐伤胃也。

379. 下瘀血汤证

【原文】

师曰：产妇腹痛，法当以枳实芍药散，假令不愈者，此为腹中有干血着脐下，宜下瘀血汤主之。亦主经水不利。

【讲义】

产妇腹痛，属气结血凝者，用枳实芍药散以调之。假令服后不愈，此为热灼血干，着于脐下而痛，宜本方攻热下瘀。唯此痛必着脐下，与枳实芍药散之心下痛连大腹者异。本方之瘀血块，密着脐下部之腹底，按之则有抵抗压痛，往往为知觉过敏，不能触诊，以此可与其他瘀血证鉴别。

【方剂】

下瘀血汤

大黄三两，桃仁二十枚，䗪虫二十枚（熬，去足）。

上三味，末之，炼蜜和为四丸，以酒一升，煎一丸，取八合顿服之，新血下如豚肝。

䗪虫主下血闭，咸能软坚也。大黄主下瘀血，苦能泄滞也。桃仁下瘀，滑以去著也，和酒煎丸，缓从下治也。

蜜丸缓其性，不使骤发，恐伤上二焦也。

380. 大承气汤证

【原文】

产后七八日，无太阳证，少腹坚痛，此恶露不尽，不大便，烦躁发热，切脉微实，再倍发热，日晡时烦躁者不食，食则谵语，至夜即愈，宜大承气汤主之。热在里，结在膀胱也。

【讲义】

产后七八日，无太阳证，则为里证可知。大承气汤虽专治里实，其恶露不尽之少腹坚痛，亦得同时俱治。恶露非干血，无须桃仁䗪虫，但得大承气汤引起盆腔中充血，又藉其下达之力，则恶露亦随下而愈。

381. 阳旦汤证

【原文】

产后风，续续数十日不解，头微痛，恶寒，时时有热，心下闷，干呕汗出，虽久，阳旦证续在耳，可与阳旦汤。

【讲义】

连下一节，共三节，乃产后感冒证也。世谓产后气血两虚，不论外感内伤，皆以补虚为主。今仍以表里阴阳去邪为训。芍药有谓酸寒，能伐生生之气。桂枝辛热，恐伤其血，弃而不敢用者，以致病剧，观本节可以知矣。《千金方》以本方加当归、饴糖，治产后诸虚或外感病，引申治产后诸病，屡获神效。本节与上节，审证用药不拘日数，表里既分，汗下斯判。上节里热成实，虽产后七八日，与大承气汤不伤于峻。本节表证不解，虽数十日，与阳旦汤而不虑其散。非通于权变者，不足以语此。

382. 竹叶汤证

【原文】

产后中风，发热面正赤，喘而头痛，竹叶汤主之。

【讲义】

产后大虚，元气不能自固，又杂表邪，自宜攻补兼施。若径攻表，以气浮易脱。若单纯补里，则表不愈。固里之脱以调阴阳，使之气平。凡风热外淫，而里气不固者，宜于此取则。前方小柴胡汤、大承气汤，治产褥热之实证；此治产褥热之虚证。其欲作痉者，亦末梢神经麻痹痉挛之属也。

【方剂】

竹叶汤

竹叶一把，葛根三两，防风、桔梗、桂枝、人参、甘草各一两，附子一枚（炮），大枣十五枚，生姜五两。

上十味，以水一斗，煮取二升半，分温三服，温覆使汗出。颈项强，用大附子一枚，破之如豆大，煎药扬去沫。呕者，加半夏半升（洗）。

本方用于产后欲发痉者，然老人虚热着于上部，头痛，恶寒，微喘，连绵经日不愈者，用本方能奏奇异之效。

383. 竹皮大丸证

【原文】

妇人乳中虚，烦乱呕逆，安中益气，竹皮大丸主之。

【讲义】

乳中指在草蓐而言。初产血虚，血热气亦热，故烦乱呕逆。乳子之时，气虚火盛，因而上逆。安中除烦，益气止逆，以竹皮大丸主之。

【方剂】

竹皮大丸

生竹茹二分，石膏二分，桂枝一分，甘草七分，白薇一分。

上五味，末之，枣肉和丸弹子大，以饮服一丸，日三夜一服。有热者，倍白薇，烦喘者，加枳实一分。

按：竹茹甘寒以除逆，石膏辛寒以除烦，白薇咸寒，以治血厥，狐蜚邪气。药寒则泥膈，佐桂枝以宣导；寒则伤胃，佐甘草以和中；有热倍白薇；烦喘，加枳实。用枣肉为丸，以统和诸药，安中益气也。

384. 白头翁加甘草阿胶汤证

【原文】

产后下利虚极，热利下重，当产后虚极，则加阿胶救阴，甘草补中生阳，且以缓连柏之苦也。

【方剂】

白头翁加甘草阿胶汤

白头翁、甘草、阿胶各二两，秦皮、黄连、柏皮各三两。

上六味，以水七升，煮取二升半，内胶，令消尽，分温三服。

本方治产后下利，或血证，或心烦不眠。

【习题】

1. 产后腹痛是何原因，各用何方治之？

2. 大承气汤何以用于产后？

妇人杂病脉证治第二十二

385. 热入血室之一

【原文】

妇人中风，七八日续来寒热，发作有时，经水适断，此为热入血室，其血必结，故使如疟状，发作有时，小柴胡汤主之。

【讲义】

本节解见《伤寒论》153 节。

386. 热入血室之二

【原文】

妇人伤寒发热，经水适来，昼日明了，暮则谵语，如见鬼状者，此为热入血室，治之无犯胃气及上二焦，必自愈。

【讲义】

本节解见《伤寒论》154 节。

387. 热入血室之三

【原文】

妇人中风，发热恶寒，经水适来，得之七八日，热除脉迟，身凉和，胸胁满，如结胸状，谵语者，此为热入血室也，当刺期门，随其实而取之。

【讲义】

本节解见《伤寒论》152节。

388. 热入血室之四

【原文】

阳明病，下血谵语者，此为热入血室，但头汗出，当刺期门，随其实而泻之，濈然汗出者愈。

【讲义】

本节解见《伤寒论》226节。

389. 半夏厚朴汤证

【原文】

妇人咽中如有炙脔，半夏厚朴汤主之。

【讲义】

咽中有痰涎，如炙肉，咯之不出，咽之不下，今谓梅核气者，此也。此病得于七情气郁涎凝，故用半夏、生姜、厚朴辛以散结，苦以降逆，茯苓佐半夏以利饮行涎，紫苏宣通郁气，俾气舒涎去，病自愈矣。但此证男子亦有之，或为噎膈之渐，即神经性食管痉挛，多并发于各种神经官能症。

【方剂】

半夏厚朴汤

半夏一升，厚朴三两，茯苓四两，生姜五两，干苏叶二两。

上五味，以水七升，煮取四升，分温四服，日三夜一服。

按：本方为气剂之祖方。肠水用吴萸、橘皮等汤不利者，本方妙。

390. 甘麦大枣汤证

【原文】

妇人脏躁，喜悲伤欲哭，象如神灵所作，数欠伸，甘麦大枣汤主之。

【讲义】

脏燥多由子宫血虚，受风化热，但男子亦有之，类今之歇斯底里病。其症状甚杂，发止无定，似癫痫而实非。现代医学尚无特效药物，惟使病人安静，精神上不受刺激，预防发作耳。

【方剂】

甘麦大枣汤

甘草三两，小麦一升，大枣十枚。

上三味，以水六升，煮取三升，温分三服。亦补脾气。

按：本方治小儿夜啼有速效，又用于痫证。

391. 小青龙汤及泻心汤证

【原文】

妇人吐涎沫，医反下之，心下即痞，当先治其吐涎沫，小青龙汤主

之；涎沫止，乃治痞，泻心汤主之。

【讲义】

吐涎沫，上焦寒也，不与温药而反下之，则寒入而成痞，如伤寒下早之例。然虽痞而仍吐涎沫，是上寒未已，不可治痞，当先治其上寒，后治其痞，亦如伤寒，表解乃可攻痞之例也。

392. 血气病总论

【原文】

妇人之病，因虚、积冷、结气，为诸经水断绝，至有历年，血寒积结胞门，寒伤经络凝坚。在上呕吐涎唾，久成肺痈，形体损分。在中盘结，绕脐寒疝；或两胁疼痛，与脏相连；或结热中，痛在关元，脉数无疮，肌若鱼鳞，时着男子，非止女身。在下未多，经候不匀，令阴掣痛，少腹恶寒；或引腰脊，下根气街，气冲急痛，膝胫疼烦，奄忽眩冒，状如厥癫；或有忧惨，悲伤多嗔，此皆带下，非有鬼神。久则羸瘦，脉虚多寒。三十六病，千变万端；审脉阴阳，虚实紧弦；行其针药，治危得安；其虽同病，脉各异源；子当辨记，勿谓不然。

【讲义】

血遇冷气而不行，则经水断绝，然有微甚上下之不同。自首至积结胞门为总冒，言病之成，皆因身体有弱点，于是受寒冷而凝积，或神经脏器之作用结滞，遂生诸病。若积结胞门，即为妇科诸病。胞门盖指子宫口也。寒伤经络至形体损分为第二段，言因虚积冷结气，而病在上部者。在中盘结至肌若鱼鳞为第三段，言因虚积冷结气，而病有寒热在中部者。时着男子，非止女身二句，总括上二段，谓上部中部之病，男子亦有之。唯下部胞门之病，为妇女所独有。以下专言妇女病。气街两穴，一名气冲，在左右腹鼠蹊上一寸。奄忽悬冒四句，即脏燥一类疾病。按：带下谓带脉以下之病，即经血病，非今之赤白带下病也。

393. 温经汤证

【原文】

问曰：妇人年五十所，病下利，数十日不止，暮即发热，少腹里急，腹满，手掌烦热，唇口干燥，何也？师曰：此病属带下。何以故？曾经半产，瘀血在少腹不去。何以知之？其证唇口干燥，故知之，当以温经汤主之。

【讲义】

本方为调经止血之剂，病下利或系病下血之误。带下言妇人杂病，但本方治赤白带下亦验。其主腹病崩漏，略似胶艾汤。唯有口唇干燥等上部虚热之证，其挛急疼痛，又略似当归芍药散。唯无水气之变，且有下寒之象也。

【方剂】

温经汤

吴茱萸三两，当归、川芎、芍药、人参、桂枝、阿胶、牡丹皮（去心）、生姜、甘草各二两，半夏半升，麦门冬一升（去心）。

上十二味，以水一斗，煮取三升，分温三服；亦主妇人少腹寒，久不受胎；兼取崩中去血，或月水来过多，及至期不来。

按：本方以腹门虚寒为目的。凡妇人血室虚弱，月水不调，腰冷腹痛，头疼下血，有种种虚寒证也。不必拘于年龄，腹中无块者用之。若腹中有块，则属桂枝茯苓丸及桃核承气汤证也。又此方用人参、吴茱萸、生姜、半夏，为有呕逆胃病。凡妇人下焦寒，腹痛经不调者，多兼胃寒证。

394. 土瓜根散证

【原文】

带下经水不利，少腹满痛，经一月再见者，土瓜根散主之。

【讲义】

经水不利，及一月再见者，虽有不同，皆冲任瘀血之病也。土瓜根者，能通月水，消瘀血，生津液，津生则化血矣。芍药主邪气腹痛，除血痹；桂枝通血脉，引阳气；䗪虫破血积，以消行之。

【方剂】

土瓜根散

土瓜根、芍药、桂枝、䗪虫各三分。

上四味，杵为散，酒服方寸匕，日三服。

按：本方可治阴癫，及男子阴囊肿大。抵当汤治凝结不动之瘀血，本方治瘀未至凝结，故可治带下。

395. 旋覆花汤证

【原文】

寸口脉弦而大，弦则为减，大则为芤，减则为寒，芤则为虚，寒虚相搏，此名曰革，妇人则半产漏下，旋覆花汤主之。

【讲义】

本节解见虚劳篇。

【方剂】

旋覆花汤

旋覆花三两，葱十四茎，新绛少许。

上三味，以水三升，煮取一升，顿服之。

按：旋覆花，行水下气，于半产漏下之虚寒证，似未尽洽。葱在本草，虽有止衄血、下血之文，究是开散之药。新绛治恶疮疔肿，疗血崩金疮出血。以本方治上证，无有是处，未敢妄释，留以待证。

396. 胶姜汤证

【原文】

妇人陷经，漏下，黑不解，胶姜汤主之。

【讲义】

陷经病名，有漏下证，下而不止之谓。黑是因寒而色瘀也，本方未见。林亿谓或系胶艾汤，似可取用。按：丹溪谓血色淡为寒，紫为热，黑为热极，未可尽括，本节即其例也。

397. 大黄甘遂汤证

【原文】

妇人少腹满如敦状，小便微难而不渴，生后者，此为水与血俱结在血室也，大黄甘遂汤主之。

【讲义】

敦音对，盘以盛血，敦以盛食，见《周礼》，盖古器也。言少腹高起，小便难，是不独病血。不渴，知非上焦气不化。生后即产后。产后得此，乃水血并结，病属下焦也，故以大黄下血，甘遂逐水，加阿胶者，去瘀浊而兼安养也。

【方剂】

大黄甘遂汤

大黄四两，甘遂二两，阿胶二两。

上三味，以水三升，煮取一升，顿服之，其血当下。

按：本方与抵当汤皆主少腹，抵当汤证硬满而小便自利，本方证少腹膨满而不甚硬，且小便微难，由此可分瘀血与水血结滞之不同。又治小便癃闭。

398. 抵当汤证

【原文】

妇人经水不利下，抵当汤主之。

【讲义】

抵当汤证，为少腹结痛，大便黑，小便利，发狂，善忘，寒热等证。今据经水不利，即用此方，虽未尽合，要知经水不利者，其中当亦有抵当汤一类之证也。

按：本方去大黄，加地黄，名通经丸，可疗干血劳证。

399.矾石丸证

【原文】

妇人经水闭不利，脏坚癖不止，中有干血，下白物，矾石丸主之。

【讲义】

脏即子宫。坚癖不止，盖子宫有干血不散也。白物即白带，此子宫内膜及阴道之炎症影响经水。本方为外治法。

【方剂】

矾石丸

矾石三分（烧），杏仁一分。

上二味，末之，炼蜜和丸，枣核大，内脏中，剧者再内之。

本方可治阴中生疮，可先用蛇床子、楮木皮、矾石各等分，加五倍子少许，煎洗后内药为佳。

400.红蓝花酒证

【原文】

妇人六十二种风，及腹中血气刺痛，红蓝花酒主之。

【讲义】

本节以次三节，皆以一方统治若干病，而证候不详，当非经文。六十二种风，属神经系统病。尤氏云：血行风自息者。神经调整，诸病霍然矣。红蓝花即红花，通经药，味苦辛，性温，破血，能活血消肿止痛，得酒尤良。此味始见于宋《开宝本草》。

【方剂】

红蓝花酒

红蓝花一两。

上一味，以酒一大升，煎减半，顿服一半，未止，再服。治血晕不识人，烦闷，语音错乱。

恶血不尽，腹中绞痛，胎死腹中，加童便煎。

401. 当归芍药散证

【原文】

妇人腹中诸疾痛，当归芍药散主之。

【讲义】

妇人腹痛，多由于血水不调。非以本方概治妇人腹中诸疾痛，谓凡经血病，多可以本方加减以进耳。本方可治足部疾患之由于血证者。

402. 小建中汤证

【原文】

妇人腹中痛，小建中汤主之。

【讲义】

此营养不良，腹部之肌肉及神经挛急而痛，若关气血，可酌加当归、黄芪。

403. 肾气丸证

【原文】

问曰：妇人病，饮食如故，烦热不得卧，而反倚息者，何也？师曰：此名转胞，不得溺也，以胞系了戾，故致此病，但利小便则愈，宜肾气丸主之。

【讲义】

转胞为病名，主证为小腹急痛，不得小便。本节之饮食如故，烦热不得卧而倚息，为用本方之证。《医宗金鉴》云：胞者，乃谓尿胞，指膀胱而言。胞系则指输尿管。胞系了戾而不得溺，乃游走肾之嵌顿症也。输尿管上连肾盂，下接膀胱之底，长约 10~12 英寸。肾脏固着于原有部位时，输尿管无由了戾，若肾游走而下降，则输尿管自然屈曲，或致捻转，于是尿不得入于膀胱，而起尿闭。肾脏硬带系膜以维持其固定位置，乃裹脏于腹膜外面之脂肪内，若脂肪消瘦，肾即易游走下降。本方能治转胞，依其滋养强壮性，专补腰脚下部，恢复肾荚膜之脂肪，所谓原因性疗法也。

404. 蛇床子散证

【原文】

妇人阴寒，温阴中坐药，蛇床子散主之。

【讲义】

此阴道及子宫之慢性炎症，不但感觉寒冷，亦必多白带下，以其局部之病，故用局部外治法。

【方剂】

蛇床子散

蛇床子仁。

上一味，末之，以白粉少许，和令相得，如枣大，绵裹内之，自然温。

蛇床子为强壮药，治阴痿、妇人阴肿或痒痛有特效。白粉即米粉。

405. 狼牙汤证

【原文】

少阴脉滑而数者，阴中即生疮，阴中蚀疮烂者，狼牙汤洗之。

【讲义】

妇人子宫有败精带浊，或月水未净与之交合，后又未洗，遂令阴茎连睾丸肿疮，小便如淋，名阴蚀疮，男妇皆有之。少阴脉滑数，属阴中有湿热，故知阴中生疮。

【方剂】

狼牙汤

狼牙三两。

上一味，以水四升，煮取半升，以缠筋如茧，浸汤沥阴中，日四遍。

【药物】

狼牙　味苦酸，性寒，有毒。

药能：治邪气，诸虫，疮疥。较狼毒性缓。

406. 膏发煎证

【原文】

胃气下泄，阴吹而正喧，此谷气之实也，膏发煎导之。

【讲义】

阴吹是阴中出声，如大便矢气之状。正喧者，连续不绝也。谷气实者，大便结而不通，是以下行之气别走旁窍故也。此盖阴道或子宫内壁有变性，腐化发酵而产生气体，此症多讳言之。若仅阴吹无所苦，多不医治，以是无由闻见。本方取其润道之性耳。

407. 小儿疳虫蚀齿方

【方剂】

雄黄　葶苈

上二味，末之，取腊月猪脂熔，以槐枝绵裹头四五枚，点药烙之。

按：小儿胃中有疳热，则虫生而齿蚀。雄黄味辛杀虫，葶苈味苦除湿。唯证候不具，必有脱简。《宋史·艺文志》载仲师有口齿论一卷，今未之见。又《金匮要略》载妇科甚细，儿科仅此一方，必另有儿科书已亡佚，此其遗方耳。

【习题】

1. 妇人咽中如有炙肉，是何病证？何方治之？

2. 何谓藏躁，属今何病？何方治之？

3. 温经汤主治何证？何药组成？

4. 经水不断不利，多属何因，应主何方？

5. 何谓"陷经"、"胞系了戾"？

总　结

《伤寒论》篇分六经，综合变化，凭证施治。《金匮要略》辨病论脉，条分缕析，亦凭证施治。书虽为二，精义则一。有详于前而略于后，有言于彼而缄于此者，若不将《伤寒论》融会贯通而读《金匮要略》，则处处碰壁。此二书一经一纬，包罗尽致。若能精研深思，不矜不骄，不懈不躁，执此以求，必有成就。人类幸福，实利赖之。